KE XUE TIAN DI CONG SHU · 科学天地丛书 · KE

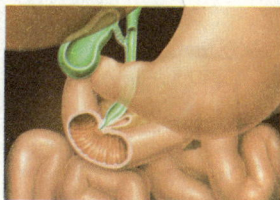

彩图版

生理透视全解

李岩 著

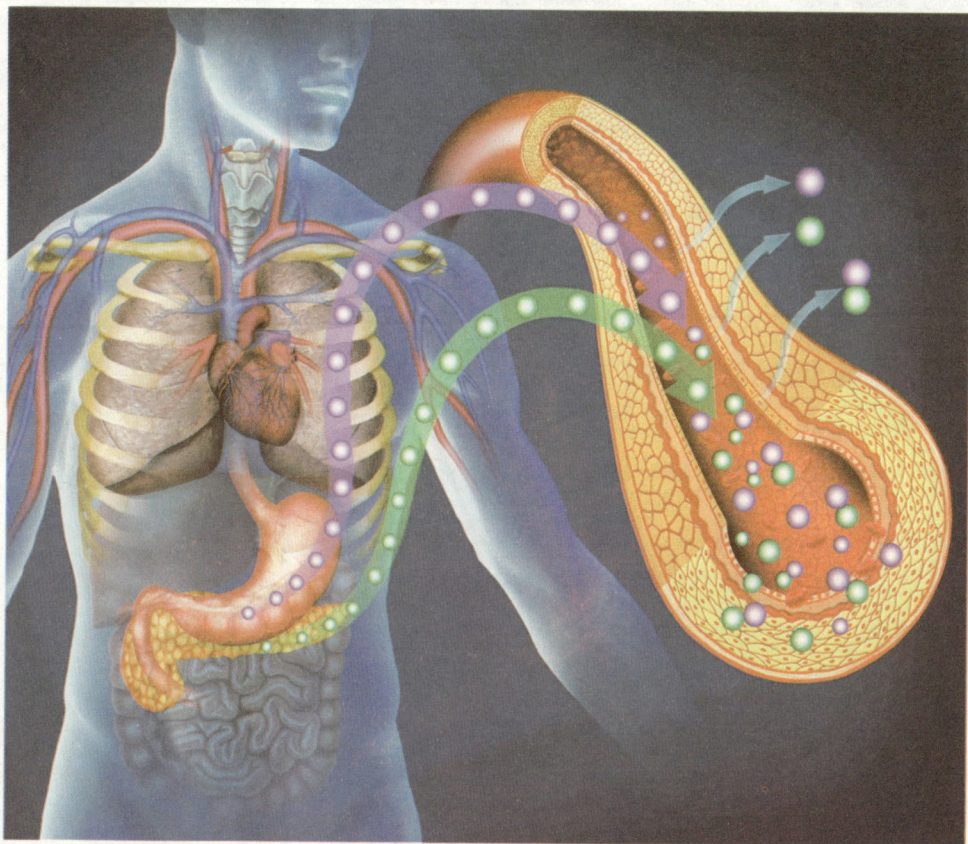

Wuhan University Press
武汉大学出版社

前 言

　　科学是人类进步的第一推动力，而科学知识的普及则是实现这一推动的必由之路。在新的时代，社会的进步、科技的发展、人们生活水平的不断提高，为我们广大人民群众的科普教育提供了新的契机。抓住这个契机，大力普及科学知识，传播科学精神，提高科学素质，是我们全社会的重要课题。

　　科学教育，让广大读者树立这样一个牢固的信念：科学总是在寻求、发现和了解世界的新现象，研究和掌握新规律，它是创造性的，它又是在不懈地追求真理，需要我们不断地努力奋斗。

　　在新的世纪，随着科学技术日益渗透于经济发展和社会生活的各个领域，成为推动现代社会发展的最活跃因素，并且是现代社会进步的决定性力量。发达国家经济的增长点、现代化的战

2

争、通讯传媒事业的日益发达，处处都体现出高科技的威力，同时也迅速地改变着人们的传统观念，使得人们对于科学知识充满了强烈渴求。

对迅猛发展的高新科学技术知识的普及，不仅可以使广大读者了解当今科技发展的现状，而且可以使我们树立崇高的理想：学好科学知识，为人类文明作出自己应有的贡献。

为此，我们特别编辑了这套《科学天地丛书》，主要包括科技、科学、兵器、宇宙、地球、自然、动物、植物、生理和医疗等内容，知识全面，内容精炼，图文并茂，形象生动，通俗易懂，能够培养我们的科学兴趣和爱好，达到普及科学知识的目的，具有很强的可读性、启发性和知识性，是我们广大读者了解科技、增长知识、开阔视野、提高素质、激发探索和启迪智慧的良好科普读物，也是各级图书馆珍藏的最佳版本。

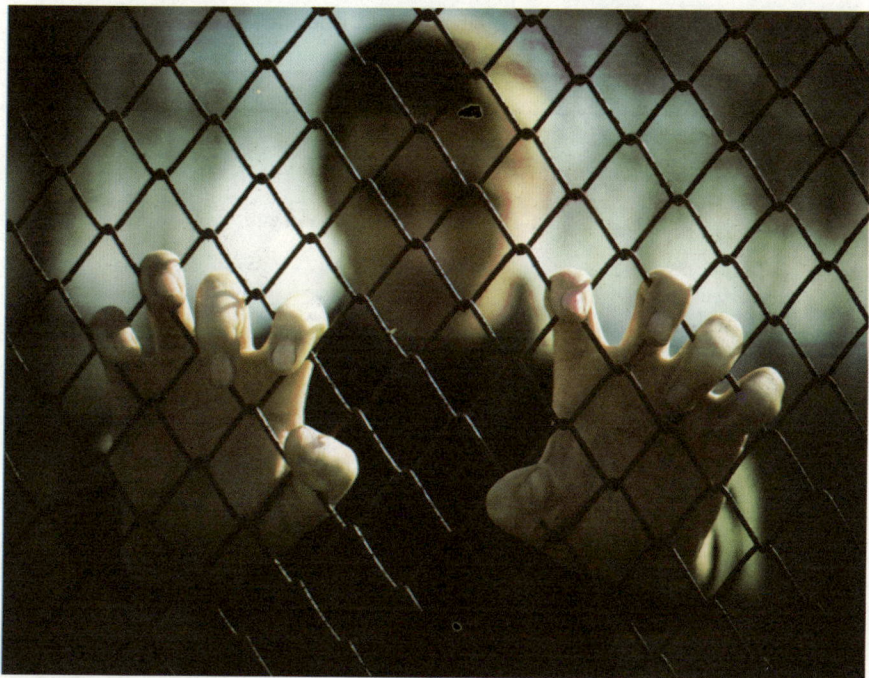

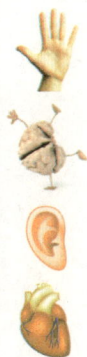

目 录

CONTENTS

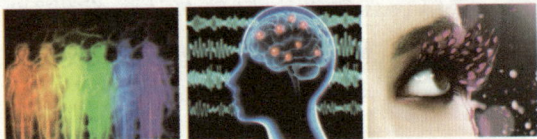

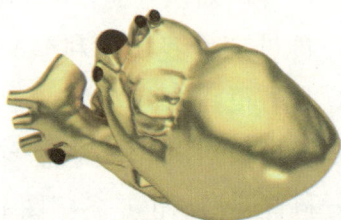

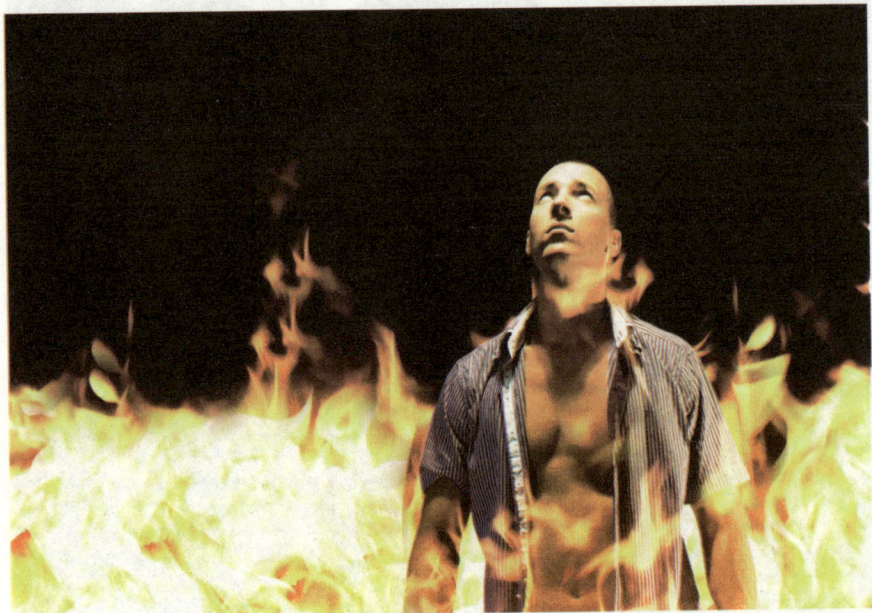

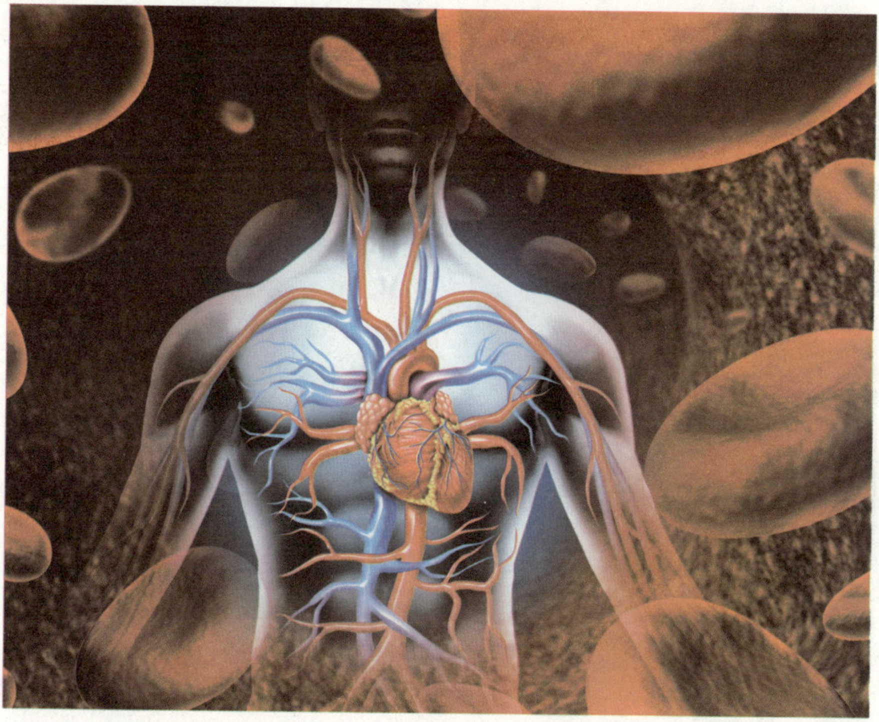

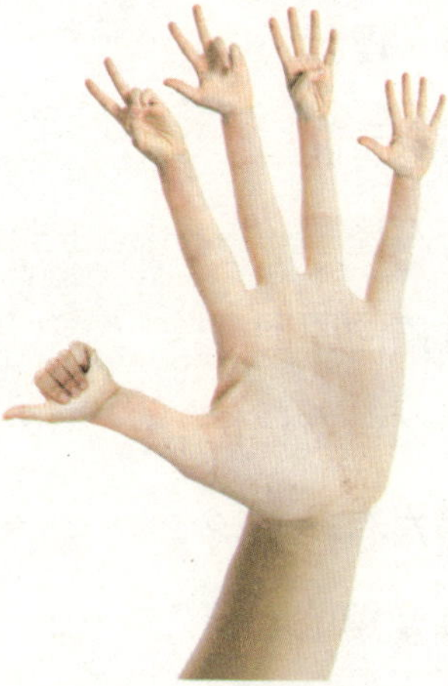

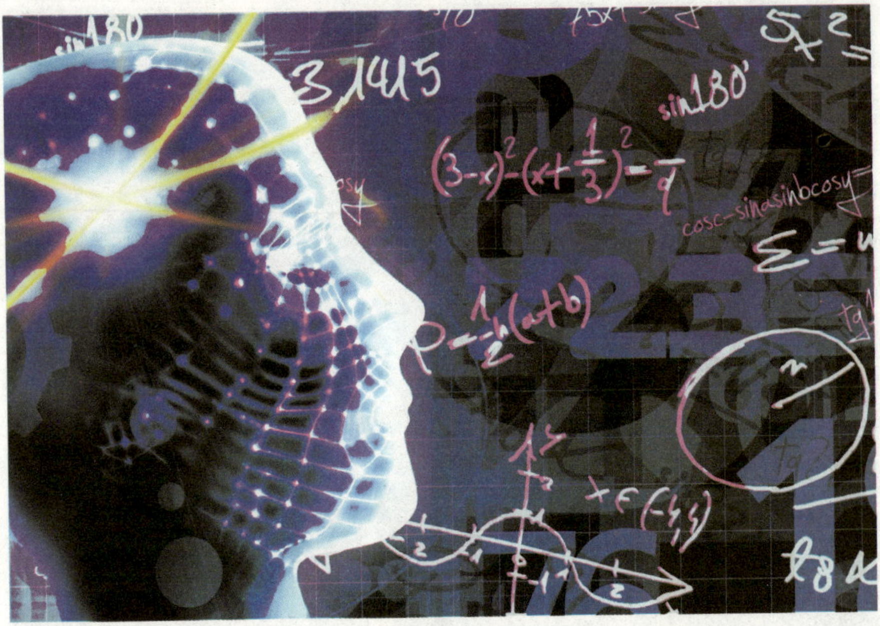
3.1415
sin180'

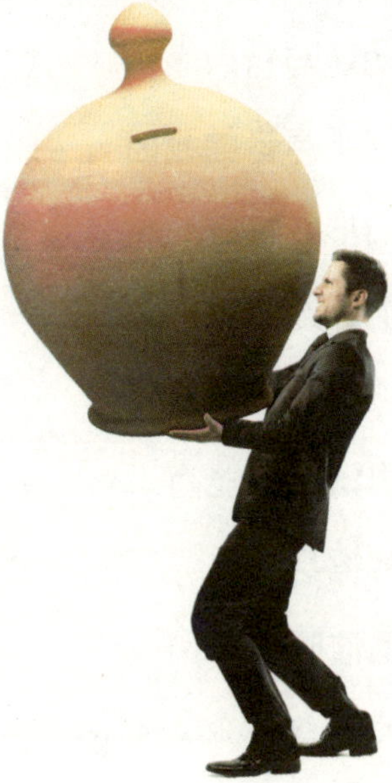

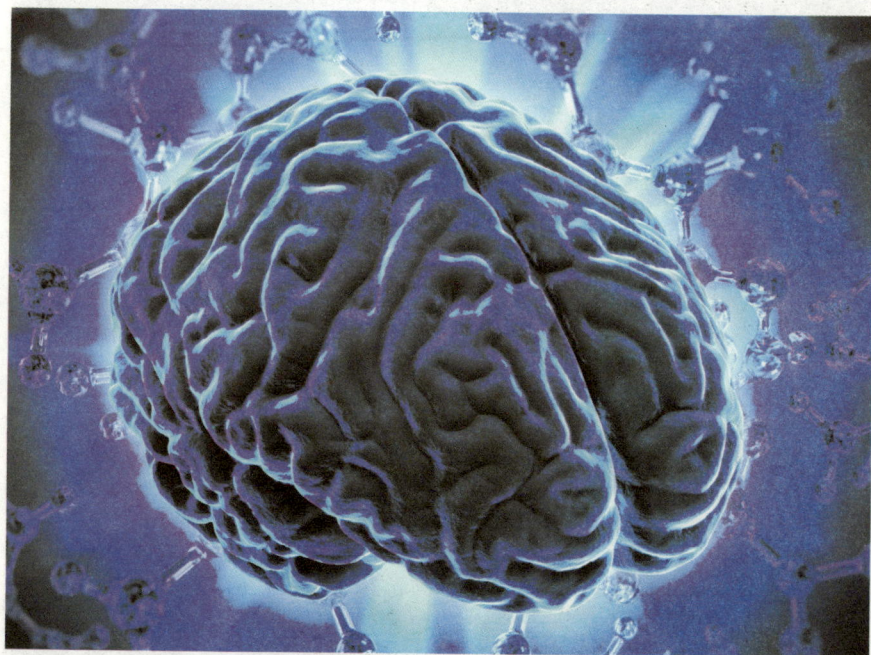

神经系统的功能

神经系统对于我们来讲是非常重要的，它就像是一个通讯联系的中枢，把我们身体各个部分紧密地连接在一起，成为一个和谐的有机体。

神经系统是我们机体内部起主导作用的系统，它分为中枢神经系统和周围神经系统两大部分。

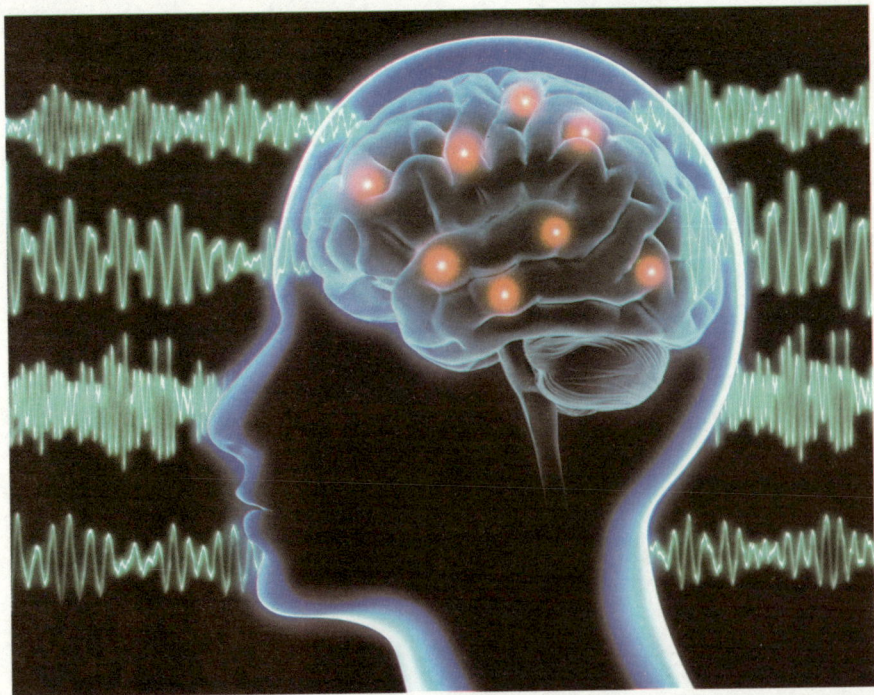

中枢神经系统是神经系统的主要部分，它的位置在人体的中轴。在中枢神经系统内大量神经细胞聚集在一起，有机地构成了网络。

中枢神经系统的主要功能是接受全身各处的传入信息，经它整合加工后再传出，或者储存在中枢神经系统内，成为学习、记忆的神经基础。中枢神经系统像是一部巨大的信息加工器，加工的结果是可以出现反射活动和产生感觉或记忆。

中枢神经系统接受传入信息后，可以传到脑的特定部位，然后产生感觉。有些感觉信息传入中枢后，经过学习的过程，还可在中枢神经系统内留下痕迹，成为永久的记忆。

周围神经系统从中枢神经系统发出，导向人体各个部分，可分为躯体神经系统和自主神经系统。

周围神经系统担负着与身体各部分的联络工作，起到传入和传出信息的作用。与脑相连的神经叫脑神经，共有12对，绝大部分布在头部的感觉器官、皮肤和肌肉等处，只有一对很长的迷走神经沿颈部下行，分布在胸腔的大部分和腹腔的内脏器官上。

与脊髓相连的神经叫脊神经，它在躯干、四肢的皮肤和肌肉里的分布是很有规律的，上部的脊神经分布在颈部、上肢和躯干上部；下部的脊神经分布在下肢和躯干下部。脊神经可以调节躯干和四肢的感觉和运动。

消除脑细胞疲劳的方法。静止性休息。静止性休息主要是通过睡眠，使大脑细胞产生广泛的抑制，从而使已经疲劳的脑细胞恢复机能。

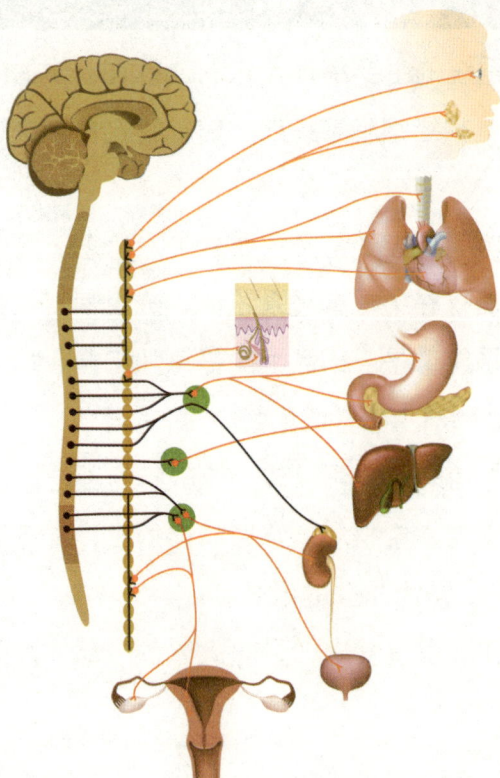

活动性休息。活动性休息则是通过一定的户外活动，使大脑皮层不同功能的细胞产生兴奋与抑制过程相互诱导，从而使细胞得到交替休息。

此外，经常参加体育锻炼可以预防和治疗神经衰弱。神经衰弱一般是由于长期长时间用脑，不注意休息，使大

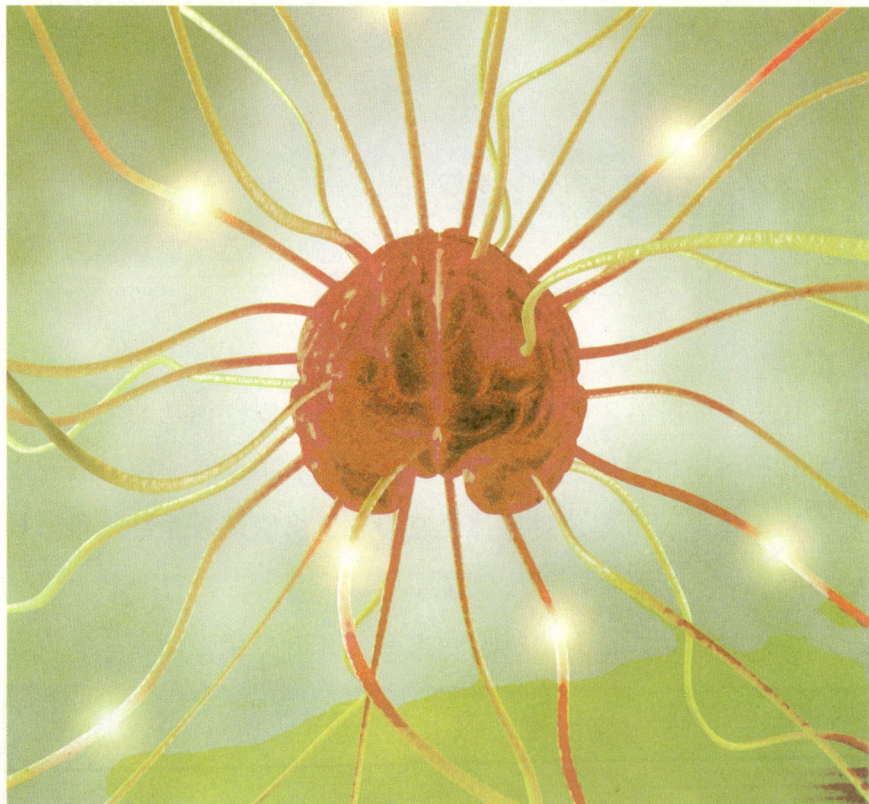

脑皮层兴奋、抑制长时间失衡而引起的神经系统机能下降的一种功能性疾病。体育锻炼可以有效地预防和治疗神经衰弱。

小知识大视野

怎样保护我们的神经系统呢？一是定时作息，不要打破人体生物钟；二是充足睡眠，让大脑休息好；三是不要不用脑，也不要用脑过度。

肝脏的功能

　　肝是人体脏器中的五脏之一。是身体内以代谢功能为主的一个器官。肝脏位于腹腔，大部分在腹腔的右上部，小部分在左上部，是人体最大的实质性腺体器官，正常肝脏外观呈红褐色，质软而脆。它的功能主要有六个方面：

　　一是解毒功能。有毒物质绝大部分在肝脏里被处理后变得无

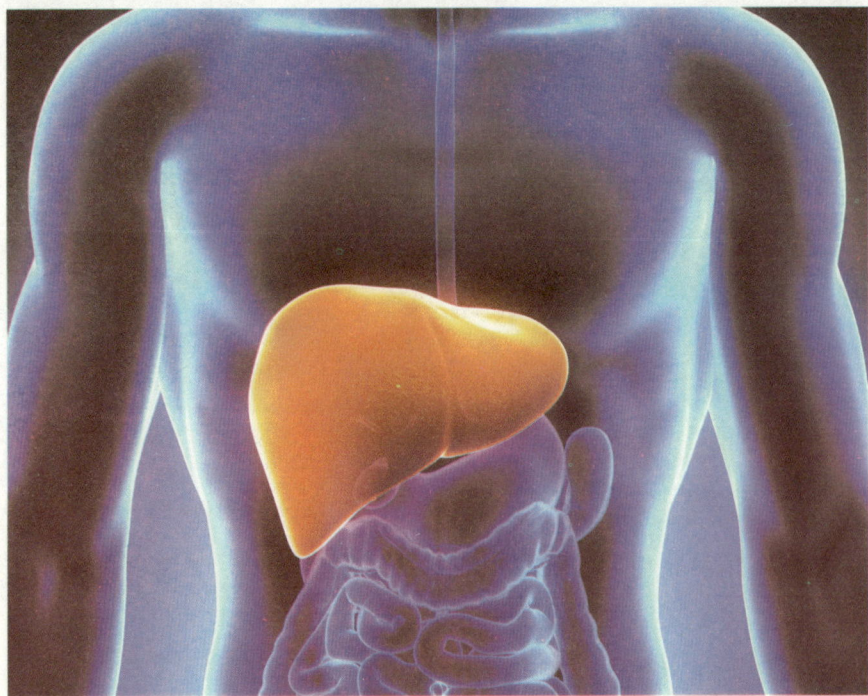

毒或低毒。

二是代谢功能。其中包括合成代谢、分解代谢和能量代谢。人每天摄入的食物中含有蛋白质、脂肪、碳水化合物、维生素和矿物质等各种营养物质。这些物质在胃肠内初步消化吸收后被送到肝脏，在肝脏里被分解，由大变小，蛋白质分解为氨基酸，脂肪分解为脂肪酸，淀粉分解为葡萄糖等，经过这个过程之后，摄入的营养物质就变成了人体的一部分，可想而知，如果肝脏"罢工"，人体的营养来源就会中断，生命也就危险了。

三是分泌胆汁。进食时胆囊会自动收缩，分泌胆汁，帮助消化食物。

四是造血、储血和调节循环血量的功能。新生儿的肝脏有造血功能，长大后不再造血。但由于血液通过两根血管流入肝脏，同时经过另一根血管流出肝脏，因此肝脏的血流量很大。如此说来肝脏就像一个仓库，在需要时可以供出一部分血液来，为其他器官所用，比如一个人发生了消化道大出血，血液容量急剧下降，心、脑、肾经受不住缺血，肝脏就可以帮一些忙了。

五是免疫防御功能。谈到前面四大功能大家觉得还能够理解，怎么肝脏还有免疫防御功能呢？

肝脏由于有解毒、破坏外来的有害物质这些能力，这就是防御功能，我们知道肝脏里有一种数量不小的细胞，叫做库普弗细胞，它既是肝脏的卫士，也是全身的保护神。另外，肝脏里的淋

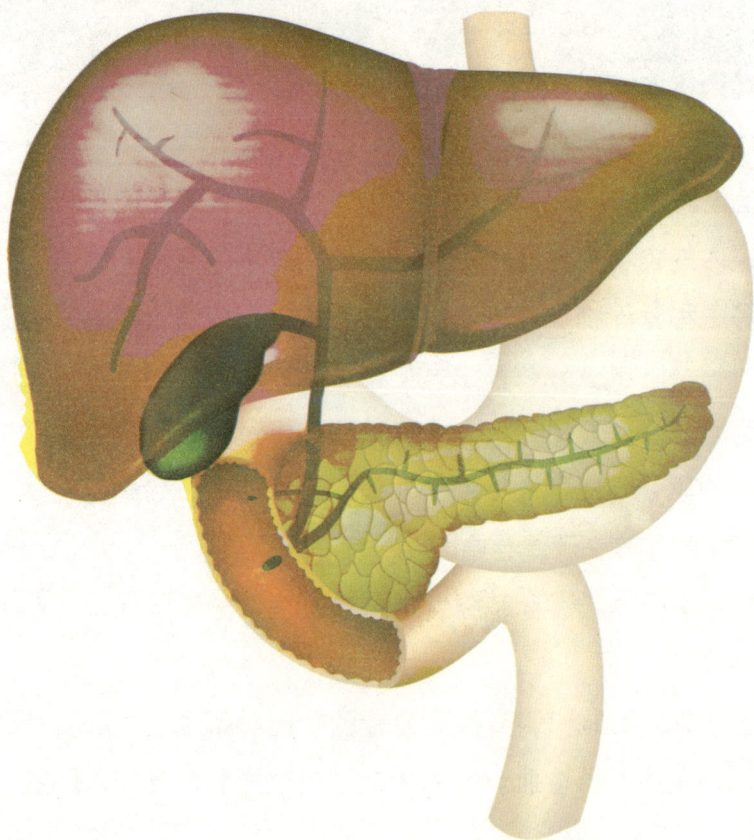

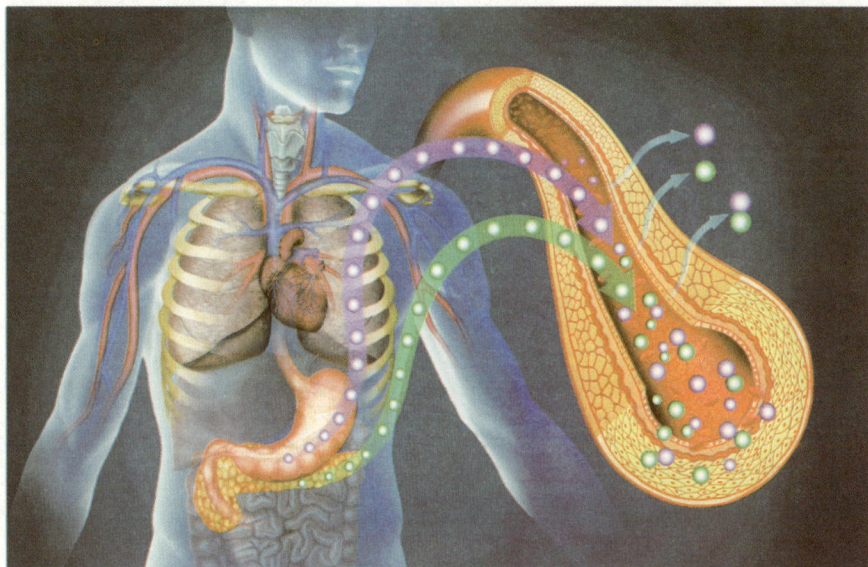

巴细胞也有很多，尤其是在有炎症反应时，血液或其他淋巴组织里的淋巴细胞很快"赶"到肝脏，解决炎症的问题。

六是肝脏再生功能。肝脏的再生功能实际上是肝脏对受到损伤的细胞修复和代偿反应。肝脏的再生功能非常强大，切除70％至80％肝脏的动物，经过4周至8周修复，剩余的肝脏最终能再生至原来的肝脏重量。

小知识大视野

肝脏具有鲜明再生的特点。肝脏的再生过程受到严密的调控，一旦达到与自身相适应的理想体积，肝细胞的复制将受到抑制。例如一个人由于外伤导致肝破裂，切除了大部分肝脏，几年后，肝脏会逐渐长大，甚至接近正常肝脏大小。

15

脾脏的结构与功能

脾是重要的淋巴器官，位于腹腔的左上方，呈扁椭圆形，暗红色、质软而脆。

脾位于胃底与膈之间。脾分为内、外两面，上、下两缘，前、后两端。脏面近中央处有一条沟，是神经、血管出入之处，称脾门。外面平滑而隆凸与膈相对，称为膈面。

脾也是人体中最大的周围淋巴样器官，脾脏的作用是把胃里的精华物质加以吸收利用，是人体的过滤器。其实质由红髓和白髓构成，脾脏有四大功能：

一是滤血功能。脾内滤血的主要部位是脾索和边缘区，此处含大量巨噬细胞，可吞噬清除血液中的病原体和衰老的血细胞。当脾大或机能亢进时，红细胞破坏过多，可引起贫血。脾切除后，血内的异形衰老红细胞大量增多。

二是免疫功能。侵入血内的病原体，如细菌、疟原虫和血吸虫等，可引起脾内发生免疫应答，脾的体积和内部结构也发生变化。体液免疫时，淋巴小结增多增大，脾索内浆细胞增多。细胞免疫应答时则周围淋巴明显增厚。

三是造血功能。胚胎早期的脾有造血功能，但自骨髓开始造血后，脾渐变为一种淋巴器官，在抗原刺激下能产生大量淋巴细胞和浆细胞。但脾内仍含有少量造血干细胞，当机体严重缺血或某些病理状态下，脾可以恢复造血功能。

四是储血功能。人脾的储血能力较小，约可储血40毫升，主要储于血窦内。脾大时其储血量也增大，当机体需要血时，脾内平滑肌的收缩可将所储的血排入血循环，脾随即缩小。

吃酸味食物有助于助脾脏排毒。例如乌梅、醋，这是用来化解食物中毒素的最佳食品，可以增强肠胃的消化功能，使食物中的毒素在最短的时间内排出体外。同时酸味食物还具有健脾的功效，可以很好地起到抗毒食品的作用。

还可以按压脾脏排毒要穴来排毒。这是指商丘穴，位置在内踝前下方的凹陷中，用手指按揉该穴位，保持酸感即可，每次3分钟左右，两脚交替做。

另外，饭后走一走，适当运动一下可以帮助脾胃消化，加快毒素排出的速度，不过需要长期坚持，效果才会更好。

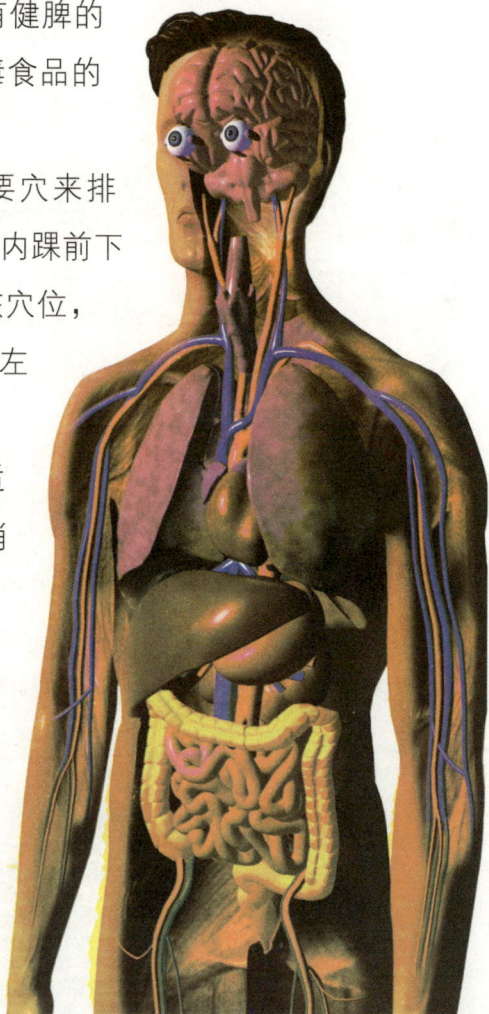

小知识大视野

成人脾脏的功能在很大程度上可以被其他组织器官代替。所以，在脾脏肿大危及人体健康时，可以把它切除，这样会使病情好转。但如果是婴幼儿时期就把脾整个摘除，往往容易造成抵抗力下降。

肺的主要功能

肺位于胸腔，覆盖在心脏的上面。肺的叶片是左面两片，右面三片，共有五片。肺与喉部、鼻腔相互连接，因此说喉是肺的门户。

中医上说的肺主气，管理呼吸，是指肺具有主持呼吸和一身之气的作用。肺是体内外气体交换的场所，人体通过肺从自然界吸入清新的空气，呼出体内的浊气，使体内外的气体不断交换，从而保证人体新陈代谢的正常进行。

肺吸入的清新空气在肺里面结合贯穿于心脉之中，使心血得以运行。肺主气不仅能辅助心脏运行血液，而且还主持和调节全身各脏腑组织器官，对全身的气

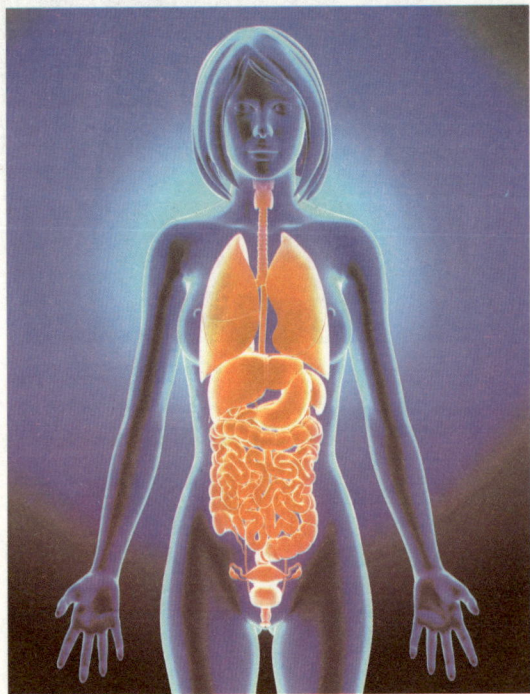

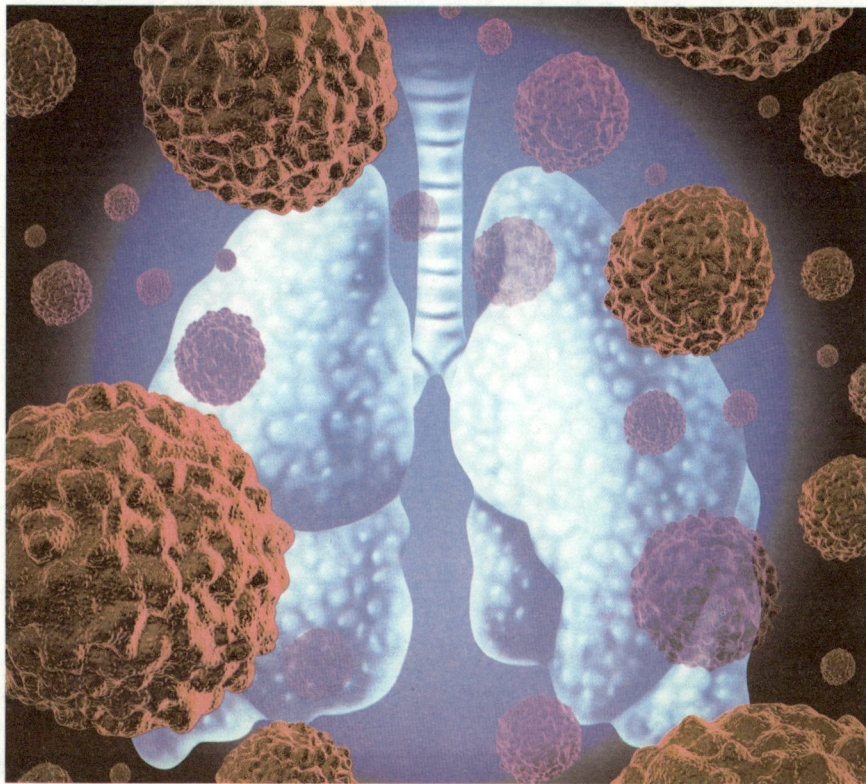

机具有调节作用。

　　肺的这些功能对于体内津液代谢所具有的疏通和调节作用，主要表现在两个方面：

　　一是肺的宣发功能，主要调节汗液的排泄，使汗液的排出正常。

　　二是肺气可将体内的水液不断地向下输送，经肾和膀胱的气化作用，生成尿液而排出体外。这就是肺在调节津液代谢中所起的作用。

　　此外，肺还有调整全身血液的作用。空气通过经脉而聚会于肺内，并通过肺的呼吸，进行气体的交换，然后再疏通分布到全身。所以，血液的正常循行，有赖于肺气的正常分布和调节。

怎样保护肺我们的肺呢？

首先要拒绝吸烟。肺部的支气管中，分布着很多排列整齐的"毛刷子"，通过这些"毛刷子"进行一层一层的"净化"工作，使我们吸入空气中的有害物质排出肺部，从而使肺泡纯净。

实验证明，烟能够使这些"毛刷子"停止工作。可以想象，如果每天"毛刷子"都停止工作一段时间，而我们每天又吸入各种有害气体，例如城市空气、工厂、汽车等排出的毒气，那么肺部在短时间必定受到伤害，如果不加以保护，可能恶变成肺癌。所以不能吸烟。

还有其他要注意的事项。要适当做有氧运动，少去污染严重的地方。人多而脏乱的地方也要少去，避免交叉呼吸。同时不要吸烟喝酒，只要是刺激性东西，都能伤害器官，不单单是肺！

此外少吃市场上补品。那些所谓的"补肺药物"没有几个是通过实验证明的。吃多了，就会有依赖性。同时，是药三分毒，中药同样有毒，这一点必须认清。千万不要抱着喝中药无所谓的想法。

小知识大视野

加强肺部保健，可以采取运动补肺的方式。一是以两手抱头顶，婉转回旋俯仰10次；二是用两手相叉头上，左右摇曳身子10遍；三是两手拍小腿前外侧10遍。在做运动时若能配合叩齿，效果更好，就是轻轻叩齿36次，不要出声。

肾的主要功能

　　肾是我们脊椎动物的一个器官，属于泌尿系统的一部分。肾脏为成对的扁豆状器官，位于腹膜后脊柱两旁浅窝中。长10至12厘米、宽5至6厘米、厚3至4厘米、重120至150克；左肾较右肾稍大，肾纵轴上端向内、下端向外，因此两肾上极相距较近，下极较远，肾纵轴与脊柱所成角度为30度左右。

肾的功能是负责过滤血液中的杂质，维持体液和电解质的平衡，最后产生尿液经由后续管道排出体外，同时也具备内分泌的功能以及调节血压的功能。

分泌尿液排出废物。肾小球滤液每分钟约生成120毫升，一昼夜总滤液量约170升至180升。滤液经肾小管时，99%被回吸收，而肌酐、尿素、尿酸及其他代谢产物，经过选择，或部分吸收，或完全排出。肾小管还可分泌排出药物及毒物。

肾脏是通过排泄代谢废物，调节体液，分泌内分泌激素，以维持体内内环境稳定，使新陈代谢正常进行。

肾对我们人体很重要，要好好保护我们的肾脏哦。平时要注意多喝水，喝水少、尿排泄少的人容易发生肾结石，肾结石会影响肾功能。

　　还要多吃黑色食物，如木耳、香菇，可保证肾脏的新陈代谢，减少肾脏内多余水分的囤积。板栗也有补肾壮腰的功效，每天吃6个至7个就可以达到目的。

　　植物蛋白也要注意补充，饮食要清淡，不宜咸，少吃高蛋白质、高脂肪的食品，因为血脂高会引起肾血管硬化，导致肾功能损害。而摄取过量的蛋白质食物会加重肾脏负担。

　　多吃豆腐和豆类食品，即使是肾病或慢性肾衰的患者，也可适当吃些豆类食品。因为植物蛋白有益于肾脏，特别是黄豆，含植物雌激素，具有保护肾脏的作用。另外，注意不要乱服用药物：最常见对肾脏损害的药包括各类止痛药，庆大霉素、卡那霉素、磺胺类等抗生素。糖尿病患者、老年人、轻微肾机能衰退者，更容易受到药物的毒害。排尿时留心观察排尿的形态，要保

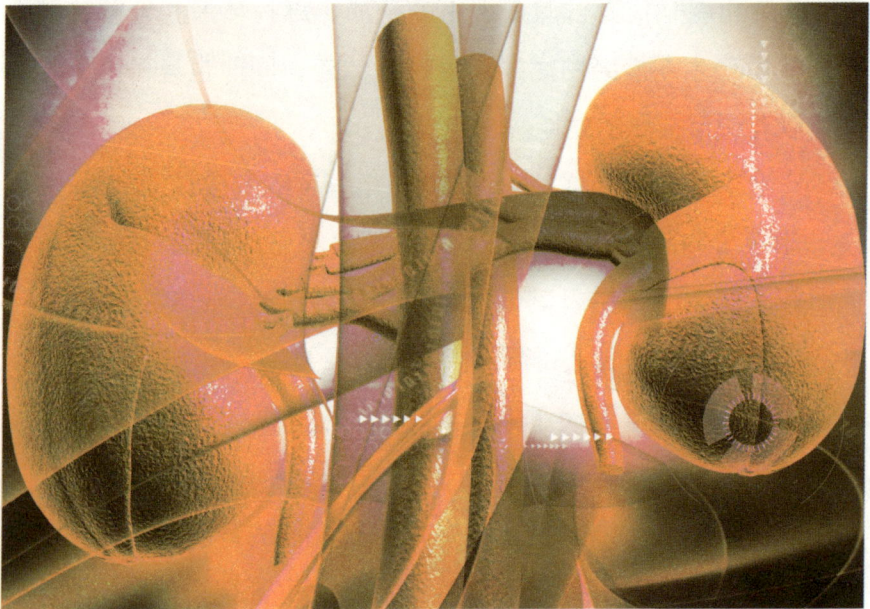

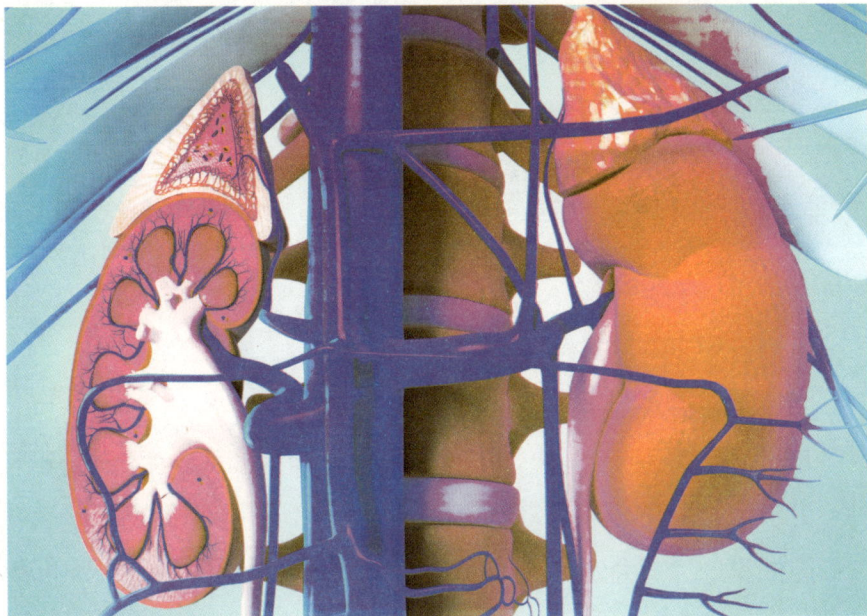

持小便通畅。

　　预防可能引发肾病的常见疾病：如上呼吸道感染、高血压、糖尿病、肥胖。上呼吸道感染特别是咽部炎症，往往是引起肾病的主要因素，也是造成肾脏疾病反复发作的因素之一，所以应采取积极的预防措施。

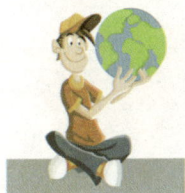

小知识大视野

　　高血压对肾脏功能有损害，要定期做肾功能检查，有家族患肾脏病的病史，高血压、糖尿病及幼时得过肾炎者，都是慢性肾衰竭潜存的高危人群，因此本身有此类疾病时，更应定期检测肾功能，早期发现早期治疗。

胆的主要作用

胆属于六腑之一，胆呈囊形，附于肝的短叶间，与肝相连。肝和胆又与经脉相互连接，互为表里。主要功能是贮存和排泄胆汁，并参与食物的消化。

胆的第一个功能是储存浓缩胆汁。胆汁，别称"精汁""清汁"，来源于肝脏。

那胆汁对我们有什么用呢？

　　胆汁中的胆盐有很多功用呢，能帮助人体消化和吸收脂肪，能刺激肠道的蠕动，抑制肠道细菌的生长，可促进胆固醇的溶解。磷脂又起着促进胆固醇溶解的作用，从而使胆汁保持液体状态。胆汁的作用主要是通过胆盐和胆汁酸的作用发挥出来的。胆盐、胆固醇和卵磷脂等都可作为乳化剂乳化脂肪。

　　胆汁对促进脂溶性维生素的吸收也有重要意义。在十二指肠中胆汁可中和一部分胃酸。当胆道被阻塞，胆汁不能进入十二指肠时，脂肪的消化和吸收就会发生障碍，可引起脂肪痢。

胆盐能抑制结肠对钠和水的吸收，如果小肠吸收胆盐发生障碍，大量胆盐进入结肠，常引起水泻。

胆汁能刺激肠管运动，所以胆汁缺乏，会引起肠管运动减弱，使食物积滞在肠内。

胆有储存胆汁与排放胆汁的功能。胆汁为什么要排空呢？这是因为胆汁由肝脏产生，在胆囊中暂时储存。肝脏产生胆汁是持续的，胆囊的储存就像水库一样，截留储存，定时排放。当进食以后，尤其是进食脂肪类食物以后，需要胆汁配合消化，胆囊就会排放胆汁到消化道中，这就是定时排放胆汁的原因。

健康养生医家认为人体之中，胆属于离火。保养胆，一定不能忘记足少阳胆经的原穴丘墟，它是胆经风气生发的源头，擅长治疗肝胆方面的杂症，经常按揉刺激它，对与胆相关的诸多疾病有很好的防治作用，如目赤红痛、腋下肿、胸胁痛、腰胯痛、胆囊炎等。

丘墟位于足部外踝前下缘凹陷处，用手指按上去有微微的痛感。

处理丘墟穴的方法，常见的也有两种：

一是用手指按揉或按压两侧穴位，每天三五分钟。

二是穴位外敷法，先把何首乌粉放在穴位处，用折叠成小方块的纱布覆盖在上面，再用医用胶布固定好，12小时后取下，隔天再贴一次。何首乌偏离火气，以偏离火气的药物补偏离火气的本穴，对健康养生效果特别好。

小知识大视野

"肝胆相照"这一成语，比喻以真心相见。其实这在中医里也是有讲究的，肝和胆又有经脉相互络属，互为表里，只有肝经和胆经相表里，肝胆相照，一个人的健康才有保证。

胃的功能与特点

胃是人体的重要器官。位于膈下，上接食道，下通小肠。胃的上口为贲门，下口为幽门。胃在人体的胸骨剑突的下方，肚脐的上部，略偏左。

胃的形状与动物体形有关：鱼类、有尾两栖类和蛇类，因其身体细长，胃呈纺锤形；哺乳类动物因身体粗短，胃则呈袋状弯曲，横卧于腹腔内。此外，胃的形态和结构还可因为贮存食物的需要、食物的性质、摄食的频率而发生改变。

胃的生理功能是指胃在消化道中具有接受和容纳食物的作用。食物的摄入，先经口腔，由牙齿的咀嚼和舌的搅

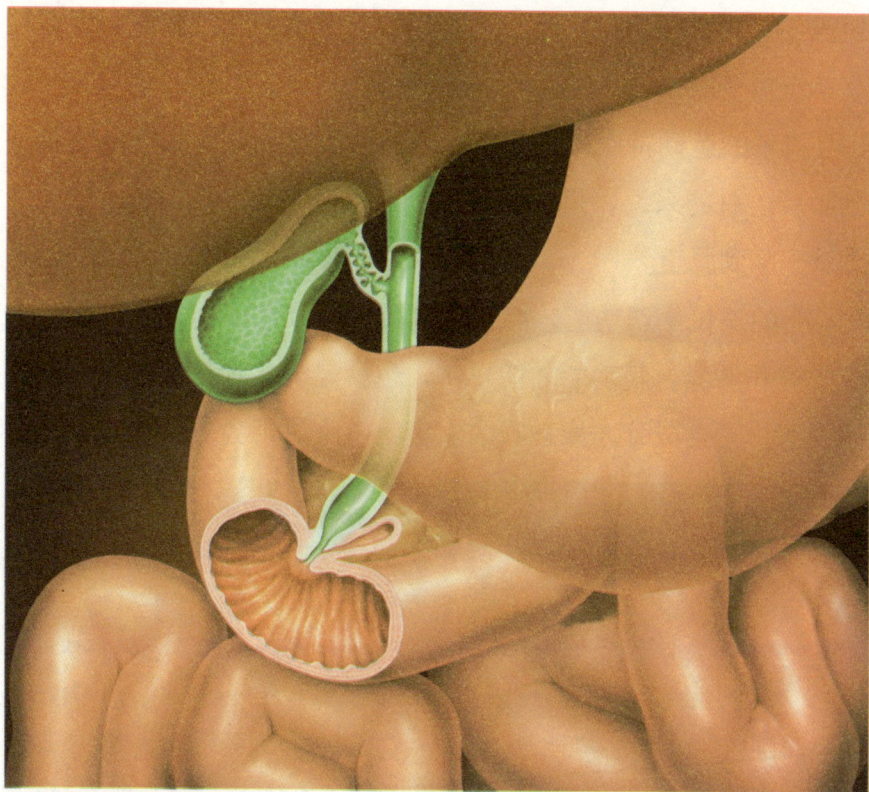

拌，再由喉咙吞咽，从食道进入胃中。

　　胃不仅是容纳食物，它还有主动摄入的功能。

　　胃之所以能主动摄入，是依赖于胃气的作用，胃气使饮食下行，食物下行则胃空，胃空则能受饮食，因此使人产生食欲。饮食入口，经过食道，容纳于胃，胃被称为"水谷之海"。

　　胃对食物进行初步消化，形成食糜的作用过程。胃接受饮食后，依靠胃的腐熟作用，进行初步消化，将饮食变成食糜，成为更易于转运吸收的状态。食糜传入小肠后，在脾的运化作用下，精微物质被吸收。

　　食物经食道进入胃中，经胃受纳腐熟后再下传小肠，在这一过程中，胃必须保持畅通状态，才能使食物的运行畅通无阻，这有赖于胃气的推动作用。

胃气的运动特点是"降"，才能使食物经腐熟后，向下传送到小肠。总的来说，是食物在胃中初步消化成食糜，在胃气的推动下下降到肠道。

胃的消化生理功能，除胃气的推动、温化作用外，还需要胃液的濡润滋养，其功能才能正常，也就是说食物在胃里经过长时间浸泡，营养成分才能被吸收。若胃液不足，会导致消化不良等

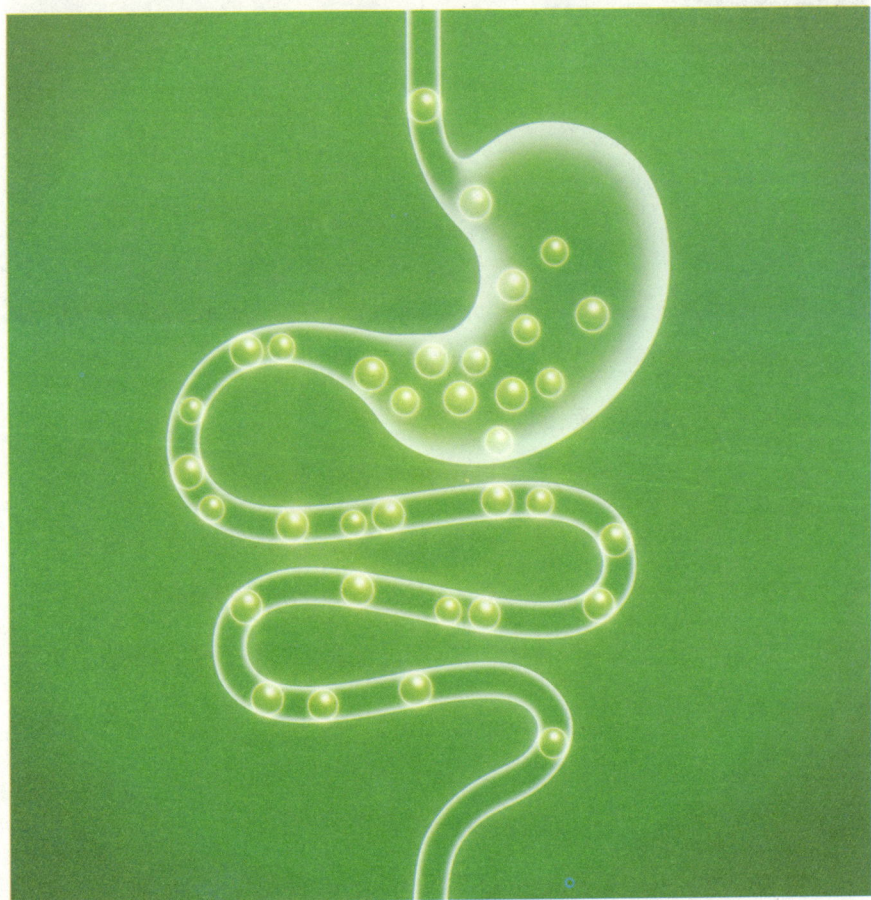

症。

　了解了胃的功能和特点，我们就知道如何使我们的胃保持健康。从生活作息上，最起码一天三顿要定时定量，最好给自己设定一个时间表，然后严格遵守。

　人们常说的胃病，一般是指胃炎和胃、十二指肠溃疡病。胃炎是胃黏膜炎症的总称。经常发生于40至50岁之间，男性多于女性。引起胃病的原因有很多，遗传、环境、饮食、药物、细菌感染等以及吸烟、过度酗酒都可引起。

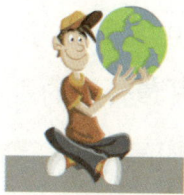

小知识大视野

　养胃食物：小米，暖胃、安神；南瓜，性温、味甘、有解毒作用。南瓜内含有维生素和果胶，果胶有很好的吸附性，能黏结和消除胃内细菌毒素和其他有害物质，如重金属中的铅、汞和放射性元素，能起到解毒作用。

耳朵能听声音的原因

耳包括外耳、中耳和内耳三部分。听觉感受器和位觉感受器位于内耳，因此耳又叫位听器。也有人将外耳和中耳列为位听器的附属器。外耳包括耳郭和外耳道两部分。另有一种分法，外耳还包括鼓膜。

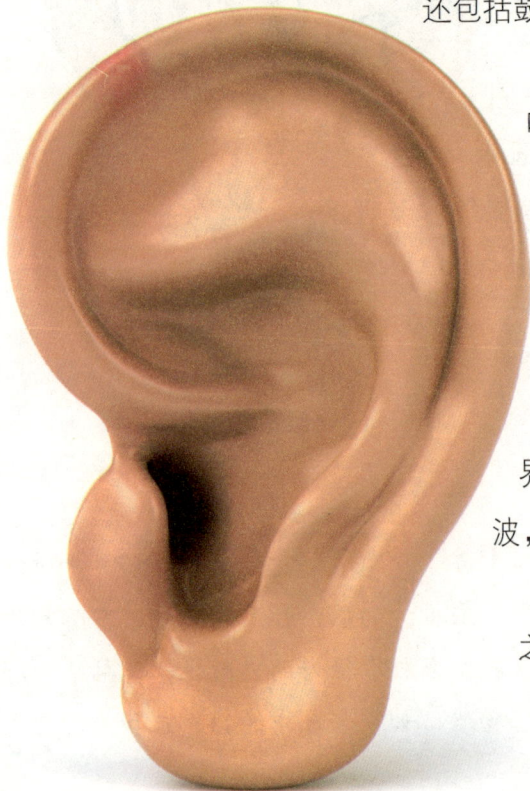

耳朵为什么能听到声音呢？原来，耳朵里面有个叫鼓膜的东西，鼓膜为半透明的薄膜，呈浅漏斗状，凹面向外，边缘固定在骨上。外耳道与中耳以它为界。经过外耳道传来的声波，能引起鼓膜的振动。

鼓室位于鼓膜和内耳之间，是一个含有气体的小腔，容积约为一立方厘米。鼓室是中耳的主要组成部分。鼓膜的振动可以通过听骨链传到前庭窗，引起内耳里淋巴的振动。

鼓膜内、外的气压维持平衡，鼓膜才能很好的振动。鼓室内气压高，鼓膜将向外凸；鼓室内气压低，鼓膜将向内凹陷，这两种情况都会影响鼓膜的正常振动，影响声波的传导。

人们乘坐飞机，当飞机上升或下降时，气压急剧降低或升高，因咽鼓管口未开，鼓室内气压相对增高或降低，就会使鼓膜外凸或内陷，因而使人感到耳痛或耳闷。此时，如果主动做吞咽动作，咽鼓管口开放，就可以平衡鼓膜内外的气压，使上述症状得到缓解。

那么听觉是怎样形成的呢？

人类听觉很灵敏，从每秒振动16次至20000次的声波都能听到。当外界声音由耳郭收集以后，从外耳道传到鼓膜，引起鼓膜振动。鼓膜振动的频率和声波的振动频率完全一致。声音越响，鼓膜的振动幅度也越大。

鼓膜加强了振动力量，起到了扩音的作用。听觉感受器兴奋后所产生的神经冲动，神经传到大脑皮层的听觉中枢，产生听觉。这样，我们就能听到声音了。

有了听觉真好，它让我们能欣赏到了各种美妙的声音。耳朵还有一个功能你知道吗？那就是保持身体平衡！所以我们要保护好我们的耳朵。

长期在噪声强的环境中工作者，应佩戴防护耳罩；尽量不用

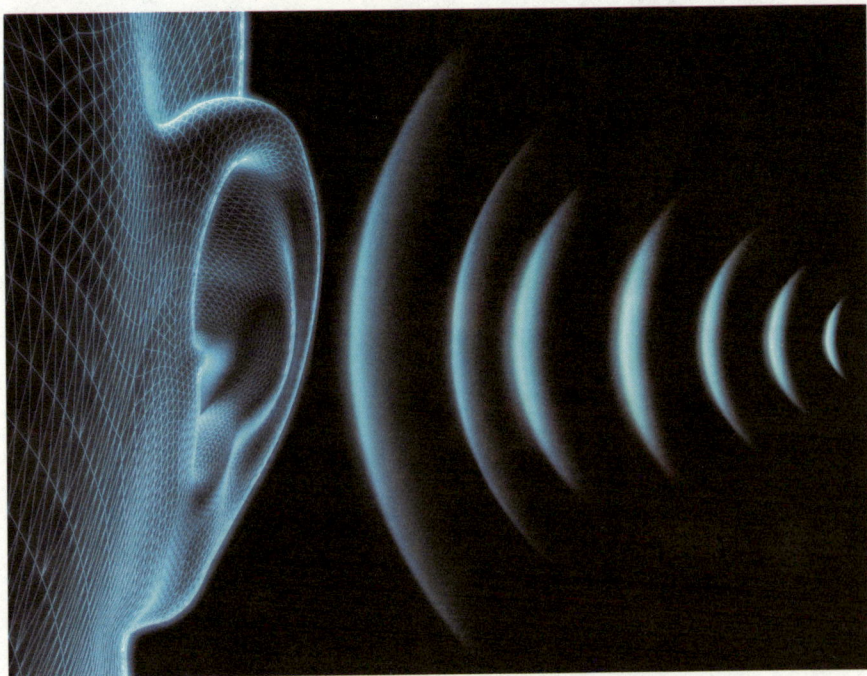

或少用随身听，特别是避免音量过大；还要远离或避免燃放大型烟花爆竹，预防噪声性耳聋。

对突然发生的一侧有耳鸣、耳聋的现象，绝不可掉以轻心，应立刻请耳科医生就诊，以免延误最佳治疗时机。如果耳道内有耳垢栓塞，应到医院由专业医生取出。

小知识大视野

按摩耳朵保健法：按摩耳郭，以掌心前后摩擦耳郭正反面十余次，这样可以对全身起到保健作用。上下提拉耳朵：用拇指、食指先向上提拉耳顶端十余次，此法对情绪急躁或身有病痛的人有镇静、止痛、退热、清脑的功效。

耳屎的形成过程

　　耳屎也叫耵聍，就是耳朵眼里的分泌物。耳屎一般为淡黄色的碎屑，也有油性的或比较坚硬、大块的。那么，耳屎是怎样产生的呢？

　　原来，耳朵眼有一段皮肤，在外耳道外1/3软骨段，和身体别

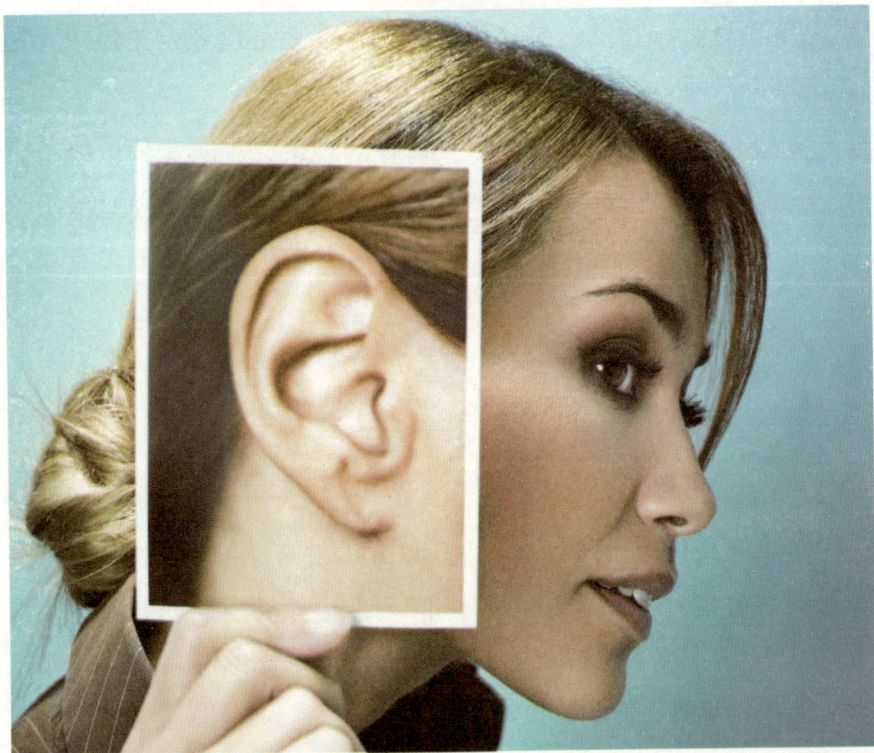

处的皮肤不一样，它有一种变型的汗腺，其构造有点类似皮肤的汗腺。外耳道皮肤和其他处皮肤一样，也有一种皮脂腺，专门分泌一种油脂。

从生理角度看，耵聍腺体内的这些分泌物不时地通过开口向外排出。起初，刚从耵聍腺吐出来的分泌物，外形有点像融化的蜡，它们和皮脂腺所排出的油脂混合在一起，形成很薄的一层附着在皮肤的表面。这些原始的耳屎与耳道内的尘埃、脱落的皮肤碎屑粘在一起，干燥后就成为一小块一小块淡黄色疏松薄片状耵聍，堆集在耳道眼里。

有的人耵聍腺和皮脂腺分泌特多，排出的呈棕黄色、油性黏稠物质，在尚未干燥后就已积满在外道眼里，有的甚至流出耳外，有的凝聚成团，这些统称为软耳屎，俗称"油耳"。

还有一些人耵聍腺分泌特别旺盛，耳屎又排不出来，逐渐风干并聚集成深褐色硬块，有时像石头样坚硬，紧紧堵塞在外耳道里俗称硬耳屎，医学上叫耵聍栓塞。如果发现有耵聍栓塞，特别是耳道进水后，耵聍胀大引起耳闷、听力减退甚至耳痛时，应该请专科医生处理，千万不要乱掏，以免引起耳道发炎。

耳屎其貌不扬，可是它对我们有很大作用呢！

一是耳屎富含油脂，它可以滋润耳道皮肤上的细毛，这些细毛能阻挡由外界吹进来的尘埃颗粒。

二是耳屎和细毛能防止昆虫等微生物对耳朵的侵害。不小心进入耳道的小虫等遇到细毛时会被挡住去路；同时，由于耳屎"味苦"，当小虫尝到耳屎的苦味后，也会返回。

三是富含油脂的耳屎能使耳道保持一定的温度和湿度，尤其可以使耳道深处的鼓膜不致干涸，从而使鼓膜经常处于最佳运动状态。

四是耳屎和细毛还能使耳道空腔稍稍变窄，对传入的声波起到滤波和缓冲作用，使鼓膜不致被强声所震伤。

五是富含脂肪酸的耳屎，在耳道皮肤表面形成一层酸膜，使外耳道处于酸性环境，具有轻度的杀菌作用。

小知识大视野

小耳症是耳朵先天发育不全的畸形。其严重程度可以从轻微的耳缺损到完全没有耳朵的发育。轻微的耳缺损，只要以局部皮瓣转移及耳软骨重塑，就可以重建耳朵形状，但在严重的耳缺损或无耳症的情况下，就需要整个耳朵的重建。

科学天地丛书
kexuetiandicongsh

神奇的人造心脏

五千年前的人造心脏

大家都知道，在高科技的今天，人造心脏也是近些年才研制成功的。可令人惊奇的是，一考古队在非洲突尼斯北部一处偏僻森林内发掘出来一具史前穴居人尸骸，竟然在他的胸膛内，发现了一颗构造精密、由多件金属配件组合而成的人造心脏。根据碳-14测定，证明这位穴居人死了至少50000年以上。

探索人造心脏之源

一位研究古代UFO的美国专家奇顿·兰拿说："那具在穴居人身上找到的心脏，虽然十分简单，但却有金属管道和一个类似泵

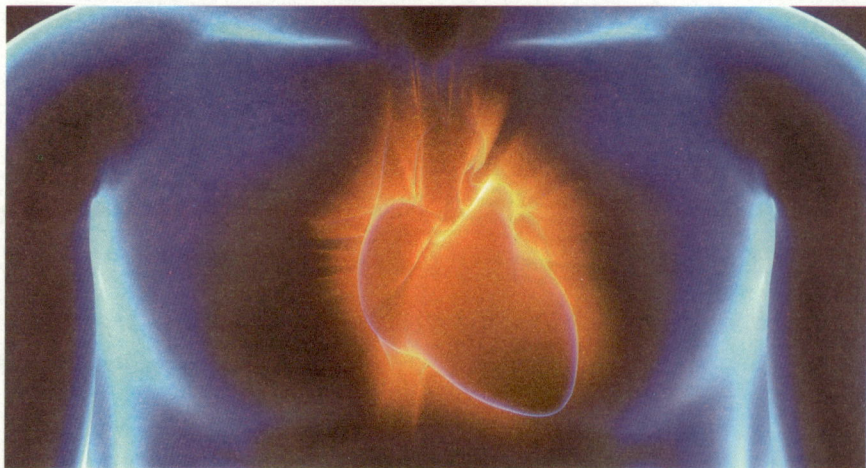

的东西，看起来跟我们今天的
人造心脏差不多。说明
某种高智慧生物
早在50000年前便
已来到地球，并给
这个人进行了这样的心
脏移植手术。或许这个穴居人并非真
的有心脏病，只是被他们用做实验的试验品而
已。"另一位考古学家雷福·柏斯认为："这可能是人类进化过
程中失去的某一个重要阶段。或许我们这个世界曾经一度十分文
明，但却在很久以前一次核战大灾难中毁灭了，然后经过一段极
长时期，一切生命才又重新开始。这具人造心脏极可能是由旧世
界一位侥幸生还的科学家将它移植到一个穴居人身上，从而被我
们所发现。"

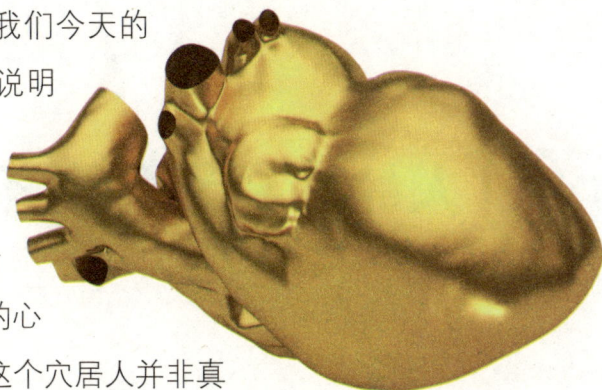

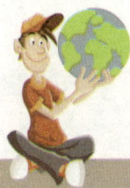

小知识大视野

　　人造心脏与人类心脏大小相当，据它的发明者称可以完全替代
人类心脏，从而挽救数千万患有心脏病患者的生命，人造心脏是指
科学家为了挽救越来越多的心脏病患者的生命，而研制出来的一种
人造器官。

人的肉身为什么不腐

肉身不腐的禅师

790年，91岁高龄的无际禅师感觉自己活不了多久了，于是返回湖南衡山的南台寺，停止进食。嘱咐门徒将他平素收集来的100多种草药熬汤，他每日豪饮10多碗。饮后小便频繁，大汗淋漓。门徒纷纷劝阻，大师只是笑而不语，继续饮用这种芳香无比的汤药。一个月后，他变得面色红赤清瘦，两目如炬。

有一天，他口念佛经，端坐不动，安详地圆寂了。又过了一段时间，禅师的肉身不但没腐，而且芬芳四溢，门徒及当地善男

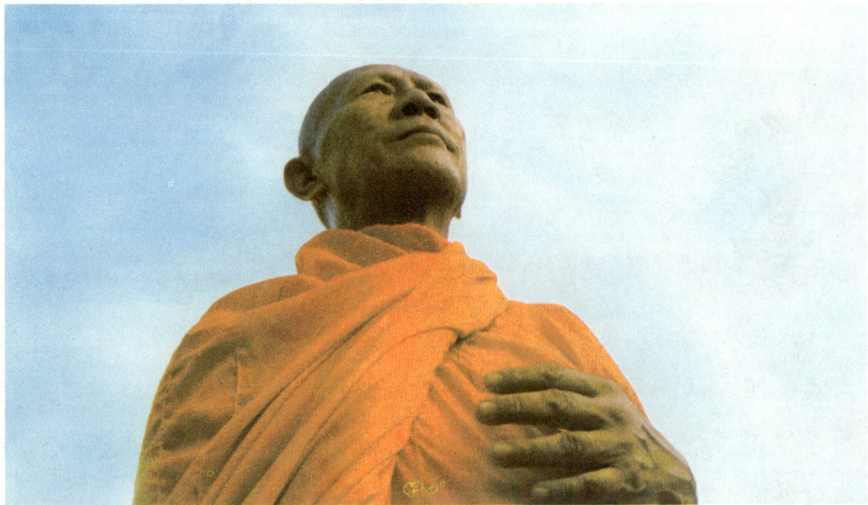

信女大感惊诧，认为这是禅师功德无量的结果，便特地建了寺庙敬奉。1000多年来，香火甚盛，历久不辍，一直至清末民初。

肉身不朽的原因

20世纪30年代，军阀割据，战乱频繁。日本间谍渡边四郎将无际禅师的肉身偷运到日本，安置在东京郊外的一座地下仓库里。现保存于日本横滨鹤见区总特寺的我国唐代高僧无际禅师的肉身，历经多年而迄今保存完好，被学术界视为世界奇迹。专家指出，木乃伊的保存是人工药制的"躯壳"，并不稀奇。但暴露于空气中的肉身千年不朽，实为世界一大奇迹。经检查，禅师腹内无污物，体内渗满了防腐药物，嘴及肛门均封住，这些都是肉身不朽的基本原因。

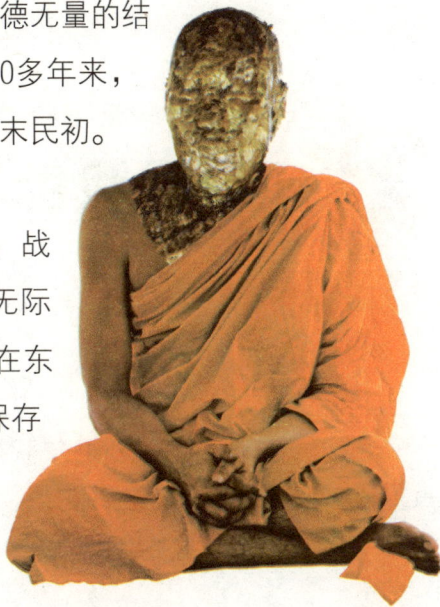

禅师肉身千年不朽的根本原因到底是什么，还有他临终前饮用的大量汤药究竟是些什么草药，人们对此就不得而知了。

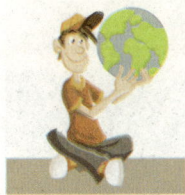

小知识大视野

1989年10月安徽省九华山发现一具已死了4年还没腐烂的尸体，死者是一位名叫大兴的和尚，是4年前人们把他盘腿打坐在缸中的。这具尸体成为九华山第八具木乃伊，佛教界称之为"肉身"。

不可思议的潜能力

不可思议的潜能

45岁的汉斯·安采利格尔获得"十佳司机"称号。他驾驶自己的载重汽车安全行驶80万千米，并且在驾驶时他只使用双脚。

杰出的意大利作曲家、小提琴家帕格尼尼没用任何乐器写了24首赋格曲，他是在脑中用意识弹奏这些曲子的。

俄罗斯的第一个国际象棋世界冠军亚历山大·阿廖欣拥有超常的记忆力，他能够记得并复述出他以前下过的任何一盘棋。1932年阿廖欣下了一场与32个人同时对阵的"盲棋"。

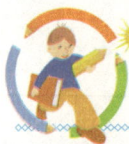

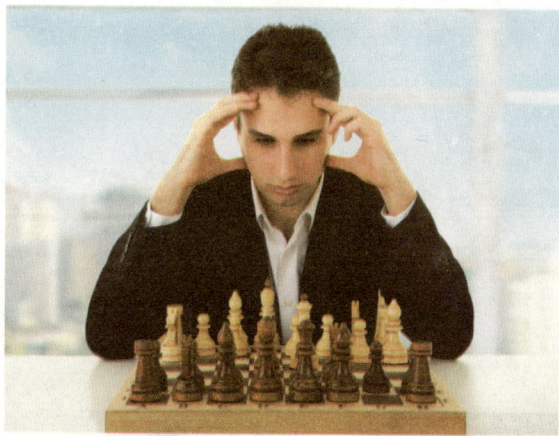

埃里温人谢尔盖·加里比扬在1990年的一次实验中，记住并几乎无误地重复了所告诉他的1000个外语生词。这些词属于不同的语言：阿拉伯语、乌尔都语、高棉语、孟加拉语、英语、达里语、德语、世界语、意大利语，这些语言他均不懂。记者们给加里比扬起个外号叫"记忆力先生"。著名的科学家约费院士凭记忆使用对数表，在这些对数表中有3000万个数字。11岁的南斯拉夫少年鲍里斯拉夫·加江斯基在一分钟里求出了数字34851736845436l458872的22次幂的根。他可以解出任何一道如此复杂的算式。能够进行如此计算的人被戏称为"计算器"。

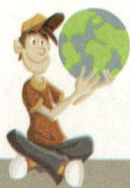

小知识大视野

生理学对某些人所表现出的超凡能力进行研究，既研究人的整个机体的活动，又研究机体的各个部分的活动。研究表明，人的大脑在一生中总共才利用了其能力的百分之三四。

科学家们认为，超凡能力在个别情况下的表现，极有可能是大自然在提示我们每个人都具有巨大的潜在能力。

与死神擦身而过

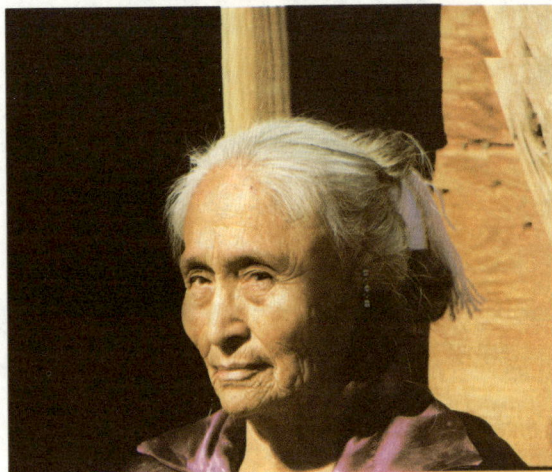

天使的保护

2004年5月28日，波兰一个77岁高龄的老太太的遭遇成为了国际新闻，因为她一生遭遇过两次飞机失事，4次火车相撞，也经历过沉船事件，不过最后都化险为夷。

波兰科学家想要探讨为何有人这样幸运。这个老太太叫巴巴拉·罗雅，从幼年起，她就灾难不断，但每次都似乎有天使保护她，让她化险为夷。

一百二十七次与死神擦身而过

巴巴拉2岁时从住家五楼窗子掉下去，掉在一堆纸板上，毫发无伤。10岁她穿越马路，被一个胖男人骑脚踏车撞上，巴巴拉没事，胖子却摔断胳膊。12岁，一辆卡车冲向巴巴拉，就在卡车要撞上巴巴拉之际，卡车车轮脱落，卡车冲出路面，巴巴拉逃过一

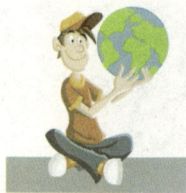

劫。据统计，巴巴拉一生经历2次飞机失事，7次车祸，12次从大楼或楼梯莫名其妙地摔下来，还发生过她在阳台看楼下小朋友玩游戏，阳台断裂；华沙剧院屋顶吊灯坠落；4次火车相撞；煤气爆炸；罪犯袭击；快艇沉入水底等灾难，但她都化险为夷，这些资料，描述她一生127次与死神擦身而过，可以说是人间奇迹。

小知识大视野

因为巴巴拉遭遇的这些巧合，让许多人怀疑在她的身边存在着天使与恶魔的博弈，魔鬼总想让巴巴拉死于灾难，但显然守护天使技高一筹，她总是让巴巴拉在灾难降临时化险为夷。

神奇的催眠

什么是催眠睡眠

科学家们把催眠状态定义为通过暗示出现的睡眠。如果把窗帘紧闭的黑暗房间比作普通睡眠的话，那就可以把明亮的阳光照亮的房间比作特别的睡眠，即所谓的催眠睡眠。

催眠的古老渊源

历史告诉我们，催眠术具有古老的渊源。考古学家们发现的古代文献证明，早在古埃及时祭司们就使用过催眠术。生活在18世纪后半叶的奥地利医生弗朗茨·安东·梅斯默揭开了催眠术发展史的新的一页。他提出了动物磁性的理论，动物磁性似乎能影响周围的人们，改变自己和其他人的机体状态。他认为，此时能够给予帮助的是"生命的精神流质"，它能从医生流向病人。

催眠在生活中的应用

英国医生布雷德于1843年使"催眠术"成为科学通用词。他改进了催眠疗法，他除了采用"语言公式"之外，还开始对患者的视觉施加作用：患者应当在某个时间段里一直让目光停留在某个发光物体上，随后疲倦来临，然后进入睡眠状态。

俄罗斯研究人的高级神经活动的生理学家巴甫洛夫发现，由于催眠的作用，人能表现出难以置信的潜力。比如，一个药剂师的助手，当他被催眠以后，他能够轻松地从药店所有的150种药品中说出145种药品。

自我催眠的利与害

有一个概念叫自我催眠。有时人们受到某种节奏的影响，自己不知不觉地进入催眠状态。这种有节奏感的东西可以是海浪的拍打声，钟表的"滴答"声，吊床或是摇椅上的晃动。可以经常看到，一些老太太编织时在织针有节奏的闪动下睡着了，但是这时她们并没有停下手中的活计。

如果一个人在开汽车，或是手握鱼竿坐在河岸的悬崖上时出现自我催眠，将是很危险的。如果一个人总在思考失败，总在想不好的事，发生自我催眠也很危险，他会使失败增多。但是自我催眠能够帮助人克服懒惰、意志薄弱和激动；自我催眠甚至能暂时摆脱牙痛，使自己平静地走进医生的诊室；还可以帮助人把注意力集中在主要的事情上，比如准备考试。

生活中的催眠

其实催眠现象是人的一种自然适应的反应，生活中也有这样的自然催眠现象。比如在公路催眠就是一个典型的例子，驾驶员长途驾驶，单调的汽车马达声会诱发催眠状态容易发生事故，所以在修筑公路时会在路旁设置一些醒目的标志，或者有意识地将公路筑成弯道，避免在诱发公路催眠。长途乘车旅行也是同样。长途旅行中单调、刻板的车轮转动声也会成为催眠性刺激诱人进入催眠状态，在催眠中似乎能听到列车员报站的声音，而对其他声音则迷迷糊糊甚至一无所知。凡是单调、重复、刻板的刺激都能诱发不同程度的催眠，我们每一个人都有这方面的体会，这是人的正常反应功能；而催眠术则是帮助人们开发和利用自身的这些功能，为调整身心状态，提高生活质量服务。

小知识大视野

催眠：是由各种不同技术引发的一种意识的替代状态。此时的人对他人的暗示具有极高的反应性。是一种高度受暗示性的状态，并在知觉、记忆和控制中做出相应的反应。

奇怪的梦游

无边际的梦游人

印度人潘狄特·拉姆拉卡被称为梦游冠军，他能在毫无意识的情况下离开床，沿着一条一条危险的山路走16000米。

还有一位妇女在梦游状态中发现自己的家燃起熊熊大火，在情急之下把自己的孩子从窗户扔了出去，悲惨结果可想而知。

有一些梦游者，为了阻止自己的行为，他们常常在睡前把门锁好，藏好钥匙，插好窗户，安上各种装置来随时叫醒自己，然后再把自己捆在床上。可是在他们睡着后，仍能用一种奇特的方法来摆脱所有束缚，走到户外去。对此，专

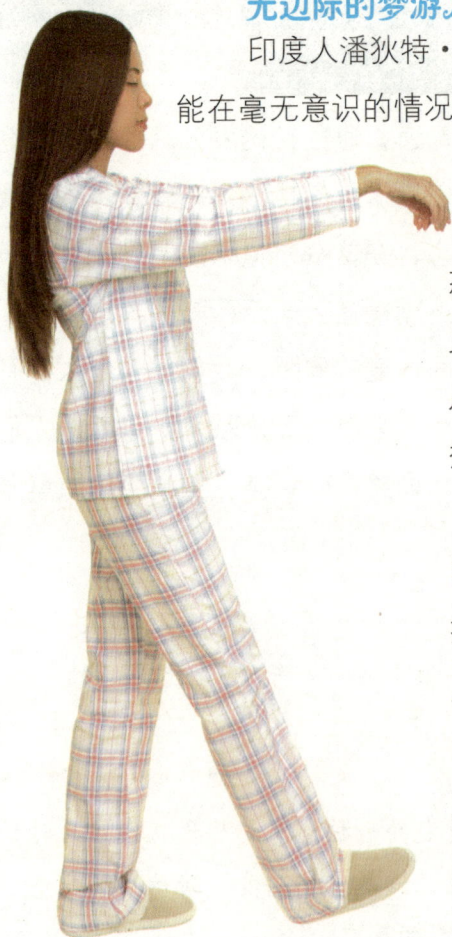

家们也不知是何种缘故。

为什么会出现梦游

当事人可在行动中从事很复杂的活动，会开门上街，拿取器具或躲避障碍物，而不致碰撞受伤。活动结束后，再自行回到床上继续睡眠。当然，也有少数儿童由于脑部感染、外伤或患癫痫、癔症时，也可能发生梦游现象。

成年人发生梦游，多与患精神分裂症、神经官能症有关。梦游只要不是脑器质性病变引起的不需治疗。如果频繁发生，可请医生用些镇静剂。恐惧、焦虑易使梦游症加重，这就要设法消除恐惧、焦虑心理。

病态行为的梦游

研究表明，梦游主要是人的大脑皮层活动的结果。大脑的活动，包括兴奋和抑制两个过程。通常人在睡眠时，大脑皮质的细胞都处于抑制状态之中。

倘若这时有一组或几组支配运动的神经细胞仍然处于兴奋状态，就会产生梦游。梦游行动的范围往往是梦游者平时最熟悉的环境以及经常反复做的动作。

据统计，梦游者的人数约占总人口的1%至6%，其中大多是儿童和男性，尤其是那些活泼与富有想象力的儿童，大多都出现过数次。而患有梦游症的成年人大多是从儿童时代遗留下来的。

如果将仅出现一次梦游的儿童也算进去，梦游的出现率约为25%。一般来说，儿童梦游不算什么大毛病。相比之下，成人梦游少得多了，但成人梦游则是一种病态行为。

解救梦游人

梦游必须心理治疗和药物治疗同时进行。应该排除不良的精神因素，消除焦虑、恐惧和紧张的情绪，改善其环境，使之注意劳逸结合和体育锻炼。同时，根据其不同年龄辅以适当剂量的镇静安眠药物治疗，如安定、甲丙氨酯、利眠宁等。

据报道，患者在医生的指导下，在临睡前口服丙咪嗪，也有较好的效果。在梦游刚发作时，及时唤醒他，也是一种行之有效的措施。

小知识大视野

梦游是睡眠中自行下床行动，而后再回床继续睡眠的怪异现象。这现象虽称为梦游，根据脑波图的记录，梦游时患者的脑波，显示正值沉睡的阶段。梦游者多为儿童，年龄多在6岁至12岁之间。

梦游者下床后的行动期间，仍在沉睡状态，大多数梦游者睡醒后对自己夜间的行动一无所知。少部分记忆清晰，但不敢确定是梦游，以为自己只是做梦。

科学天地丛书
kexuetiandicongshu

人脑收音机

确有此事

人脑里面怎么会有收音机呢？不过世间确有此事。

美国佛罗里达州迈阿密医学院的三年级学生利格特，有一天接待了一位精神病患者。这个病人向利格特报告说，他听到自己头脑里有电台播放的音乐声，这使利格特十分惊奇。

参加过战争

据了解，这位18岁的病人曾经参加过越南战争，在他头颅里

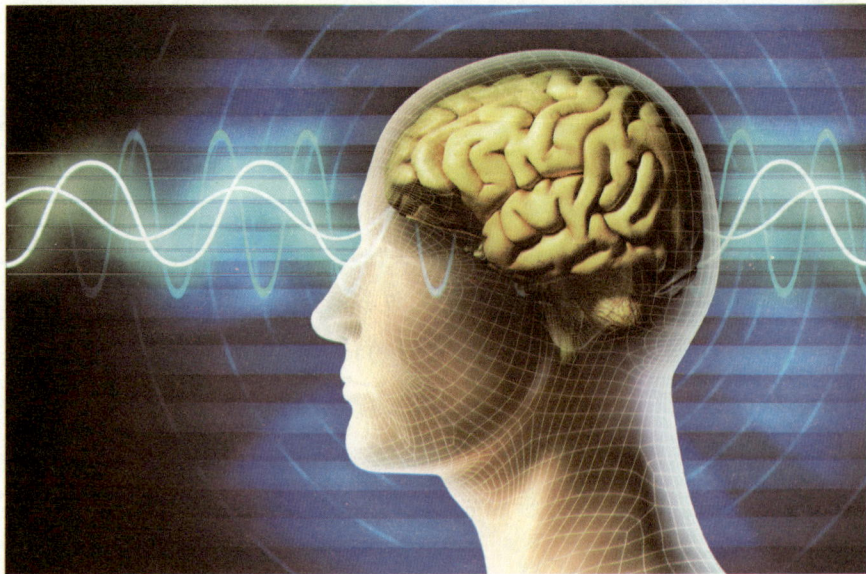

至今仍留着10片碎弹片。他因为精神受压抑和头疼而进入当地的退伍军人管理局的医院，医院对他的精神系统功能进行了彻底检查。这位病人说，他听到他的头脑里的电台商业广告和乡村音乐的响亮声音。尽管声音有时是含混不清的，但他能分辨音乐、新闻、还是广告。利格特要这个病人辨别是哪个广播电台，这个病人旋转收音机的调台按钮，然后喊起来："就是它！"

利格特一听，原来是迈阿密的WQAM广播电台。头脑里为什么会有电台播送的音乐呢？

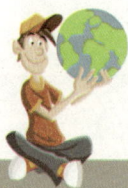

小知识大视野

美国一位生物学家认为，头骨里生物化学流传能对金属弹片产生反应。塞利格曼博士说："那是有了大致相当于铝矿晶体的东西，这种东西在50年或60年以前的晶体管收音机里是常用的。"不过，这种解释正确与否，现在仍然是未解之谜。

世界奇人神童

两个月女婴懂八国语言

保加利亚的苏菲雅·伯科，是个两个月的女婴，体重只有5000克，却能说8国语言，其中有法语、英语、西班牙语、俄语、阿拉伯语中的一种方言、立陶宛语、拉丁语、保加利亚语。

据苏菲雅的父母介绍，她刚出生两个星期，就能开口说出比较完整的句子了，中间还夹着好几国外语词汇。到一个月大时，就能同父母对话。报道说，许多杰出的学者、专家，尤其是语言专家对苏菲雅的语言能力大为震惊，他们虽然竭尽生平所学，却无法找到这种看似荒诞，又确有其事的怪事原因。

8月婴儿演杂技

施云泰莉在8个半月时就已跻身巴黎莫连奴马戏团的表演艺人行列。她站立在爸爸的手掌上、小马的背部或转盘上，以显示她站立高处，处变不惊的胆色和天生异乎常人的平衡能力。

施云泰莉似乎天生是个表演者，继承了爸妈的表演细胞。她的爸爸菲腊是马戏团旋转木马的台柱，妈妈嘉泰亚，是歌舞女郎，是娱乐世家的第四代。很明显，小泰莉将会接她的班成为杰出的表演者。

小泰莉对高度似乎没有感觉，一点都不害怕，这是马戏团演员最难克服的问题。她5个月大时就能在地上站稳，于是她的父亲在她6个月时就训练她站在转盘上，由小狗在下面负责慢慢转动，她不但不害怕，反而觉得是一种享受。小泰莉最喜欢与小马宝加一起演出，她们就像一对合作多年的老艺人，是那么的默契，真不可思议。因而马戏团班主查理经常称赞她。

一岁婴儿打破世界纪录

瓦西亚·雷生科夫只有12个月，就在他父亲的牵引下，到莫斯科的冰水池里畅游了15个小时2分钟零28秒。他这种马拉松式的游泳，已记录在《吉尼斯世界大全》里了。

瓦西亚是在装满水的浴盆内出世的，刚出世还没睁开双眼就能像鸭子一样在水中游泳了。瓦西亚喜欢赤裸着身子在冰水里畅泳，所以即使洗澡，他也喜欢冷水浴。

四岁女童赤足滑水

姬丝图4岁就成为赤脚滑水的好手，她3岁的时候就能脱去滑水板以每小时50000米的高速赤脚在水上滑行。她的成绩得到了美国滑水协会的承认。在1988年至1989年的健力士世界纪录大全里，她被列为最年轻的赤脚滑水选手。不过这位高约一米，体重

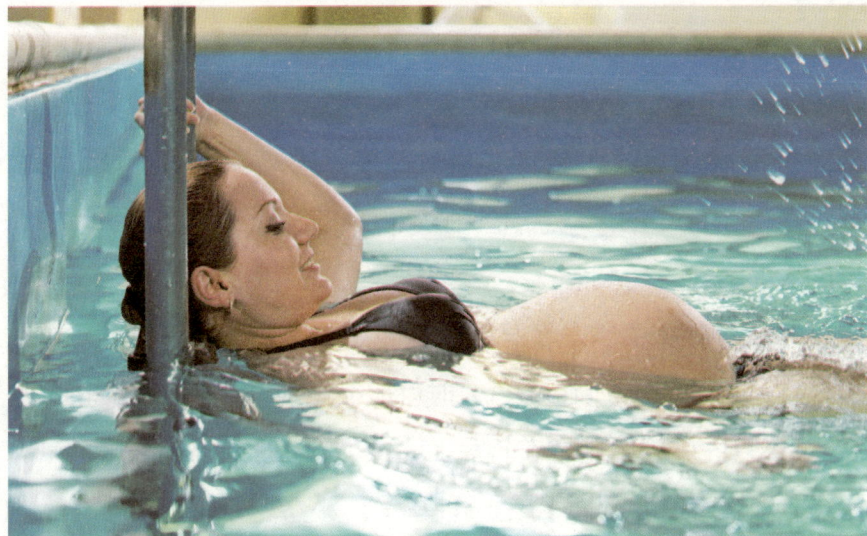

仅20000克的美国小精灵似乎并不关心什么是世界纪录。她只知道自己是出色的滑水好手，当有人问她："你与父亲哪个滑水滑得好？"她总是说："我，因为我是世界上最出色的。"

事实上姬丝图的赤脚滑水技术已经出神入化，有很多家公司赞助她的表演。但姬丝图的纪录可能会被她的弟弟佐顿打破。3岁的佐顿已能在水上滑行，他不断要求尝试赤脚滑水，不过他似乎缺乏姬丝图的天才和运气。姬丝图的名字已遍及世界各地，就连远在德国的电视台也来访问她。

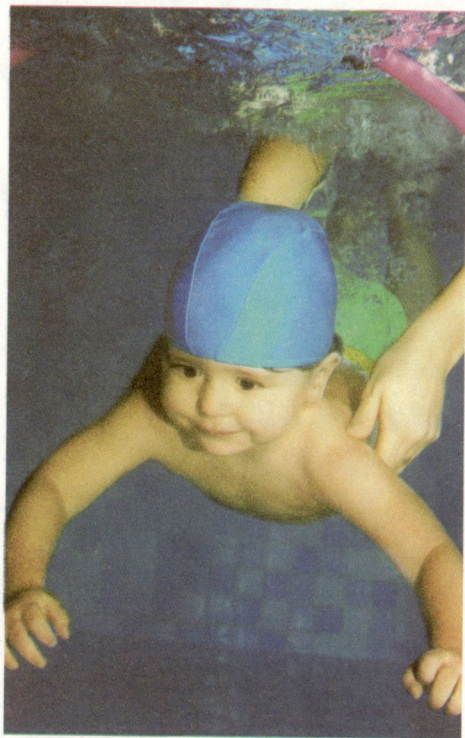

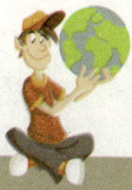

小知识大视野

美国有一位4岁的女作家，名叫多芬西·斯特雷特。多芬西·斯特雷特1958年5月25日生于华盛顿，她4岁时写出了第一本著作《世界是怎样开始的》，许多人听了都不相信这是真的，但此书确实是这位小姑娘的劳动结晶。

世界人体奇观

舌头长在脚底下

英国一位27岁的女士布莱莫曼在一次劳动中，赤着双脚，无意中踩到了翻倒在庭院中的辣椒水，她马上用餐巾纸擦干净。几秒钟后她的脚上火烧火燎，后来嘴里有辣椒浆味。布莱莫曼把巧克力糖浆倒入一个罐中，又把双脚伸进去，结果嘴里出现香甜的味道。

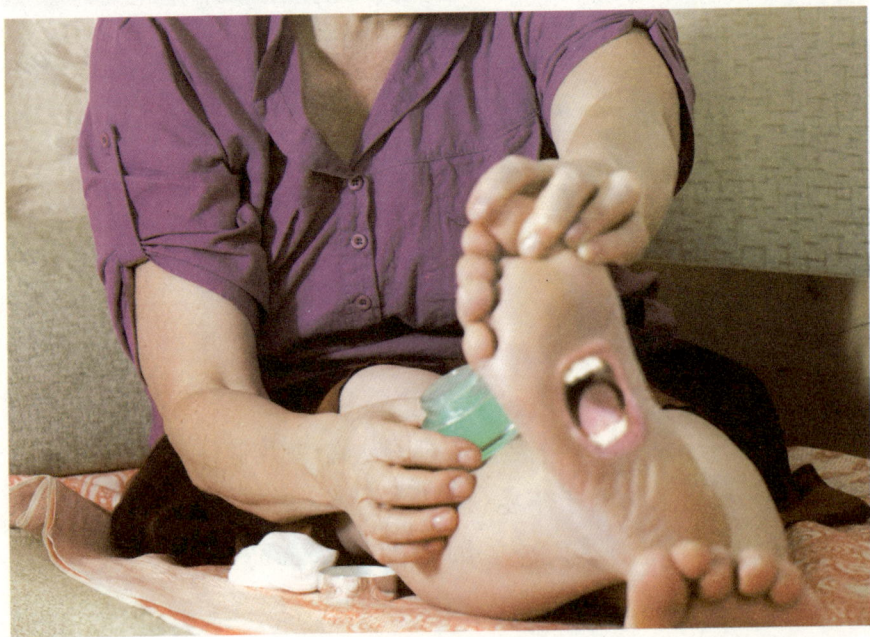

几天以后，布莱莫曼女士竟尝到了一股鞋袜味，只好用塑料袋先把脚裹起来，然后再穿上袜子。但在家她还是要赤脚干些事情的，因而尝洗澡水、地毯和其他脏东西的味道也是难免的。医生分析说，布莱莫曼患有一种奇怪症，使脚上皮肤毛细孔长出了味蕾。许多人们都不相信，世上竟会有像布莱莫曼这样脚底长舌头的人，但确有其事。

没有指纹的人

在我国台湾台北县板桥市有祖孙三代人，他们是黄灯社、黄振添和黄保祖。他们和常人不同的是，10个手指皮肤平滑，都没有指纹，仅在右手大拇指掌心面的指尖中间，有3条平行而长约0.01米的纹理。这是台湾首次发现的无指纹家族。

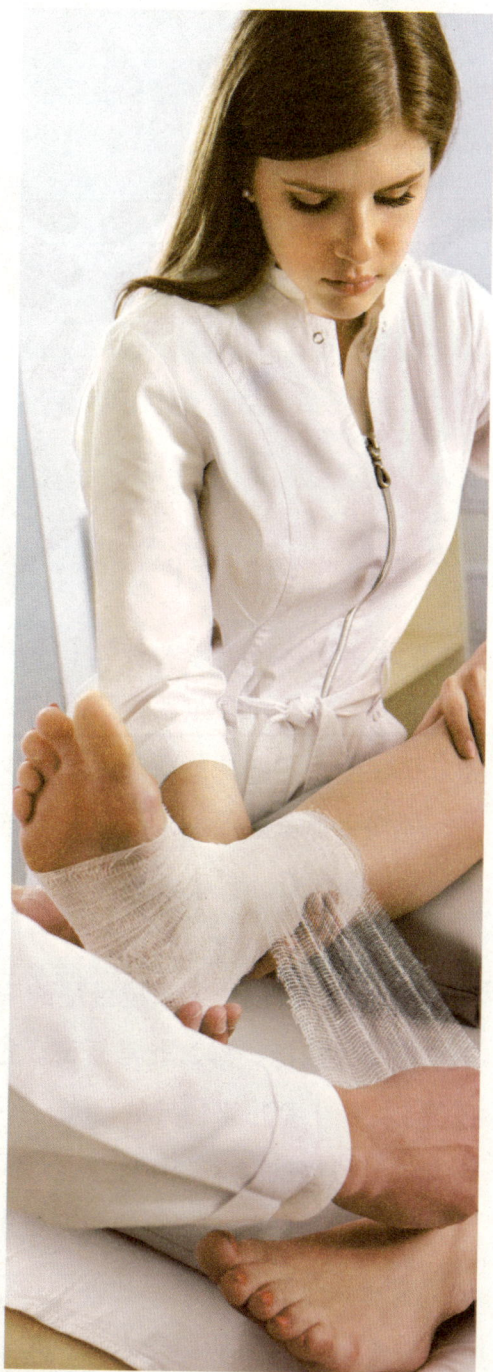

生理学家认为，指纹有三个作用：一是它构成粗糙的表皮，加大摩擦，便于抓拿东西；二是构成皮肤组织，可以加强刺激神经末梢，使手指触觉更敏感；三是发挥汗腺作用。但是，黄灯社说，他用手抓拿东西并没有不方便的感觉，而且出汗也正常，健康状况也属良好。

十个拇指一样长

在波尔多有一位名叫拉维尼的中年男士，他的10个指头一出生就都像大拇指一样，非常新奇。拉维尼在一家电脑公司任职，每天走在街上都招来怪异的目光，不过他习以为常。

让他苦恼的是，10个大拇指不能像常人一样灵活自如地运用，像动手系鞋带、扣纽扣以及拿笔杆这类别人轻而易举的事，他都需温柔美貌的妻子玛莉苏菲帮忙，至于其他日常生活琐事，他倒是都能应付自如。令人难以相信的是拉维尼的10个手指印一模一样。许多人看了都不敢相信自己的眼睛。

半岁婴儿像老人

1984年，四川省泸州市沙湾乡，有一位名叫刘昌荣的儿童患了早老症，他生于1970年4月20日。在他半岁时面部出现皮肤松弛，后来逐渐延及臂部、躯干和四肢，面貌呈老人相。

近几年又加速衰老，表现为发育差，全身皮肤皱纹多，脂肪少，没有弹性和光泽，浅表静脉显露，毛发稀疏，下颌显著短小，讲话都是老人音调，看上去活像一个小老头儿。

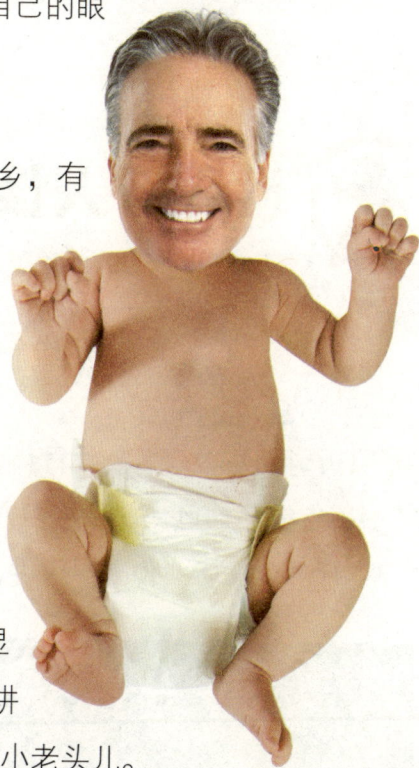

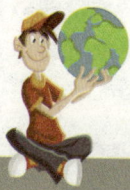

小知识大视野

美国加利福尼亚州洛杉矶市有一位名叫杰克·奥利里的先生，不知什么原因得了一种打嗝病。

他从1948年6月13日开始打嗝，一直打到1956年6月1日。1951年，曾经停止打嗝一星期，但后来又接着打。据估计，在这8年里，他体重减轻了29千克。他打嗝结束时，体重已降到33.5千克。现在还没找到打嗝使体重减轻的原因。

世界奇人怪食

生吞毒蛇上千条

　　1975年6月，在吉林省吉林市丰满区旺起镇四方村，有位农民王彪不幸得了抽风病，虽经多方医治，但没有明显效果。1984年6月，他的父亲听一位老中医讲，常年吃毒蛇可使此病根除，就让

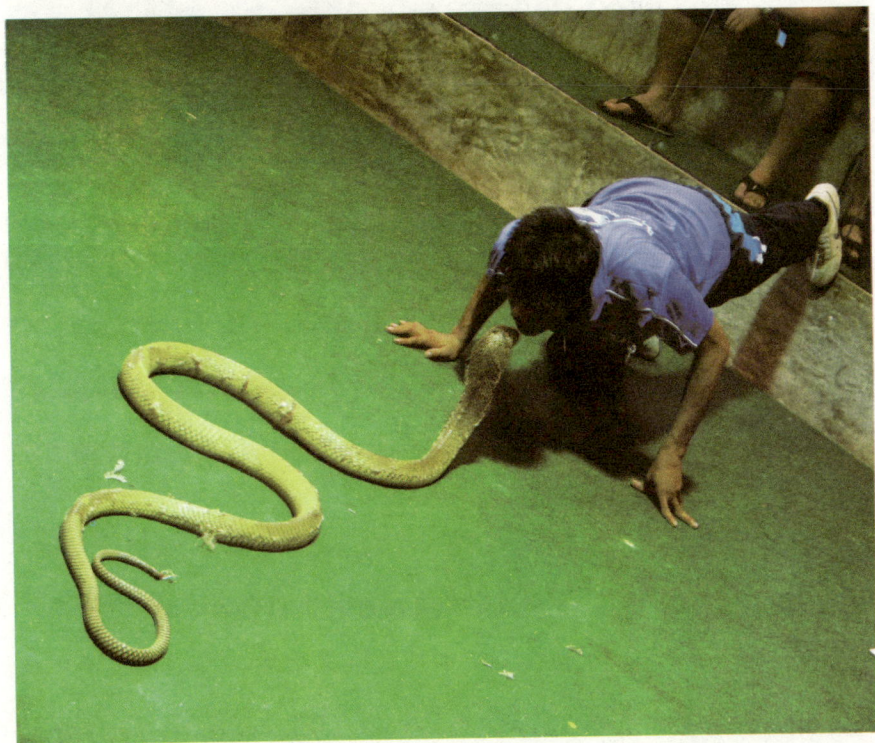

儿子上山捉回几条试试。开始，王彪用火烧熟吃，但感到不带劲，后来干脆活吃，而且越吃越有瘾。

王彪吃活蛇，开始许多人听了不太相信。后来，他就在公开场合做吃蛇表演。他3年共吃了活毒蛇1890多条，病全好了，一次也没感冒过，力气比以前大多了，体重由62千克增至69千克。新闻界不少人士到他家采访，有关专家对他生吃活蛇也很感兴趣。

一天饮半升鲜血

清朝曾有一个每天喝半升鲜血的老人，此人生于滑洲，患了一种虱疮，每天必须饮鲜血半升，否则就难以生存，世间还没有药物能够疗治此种怪病。

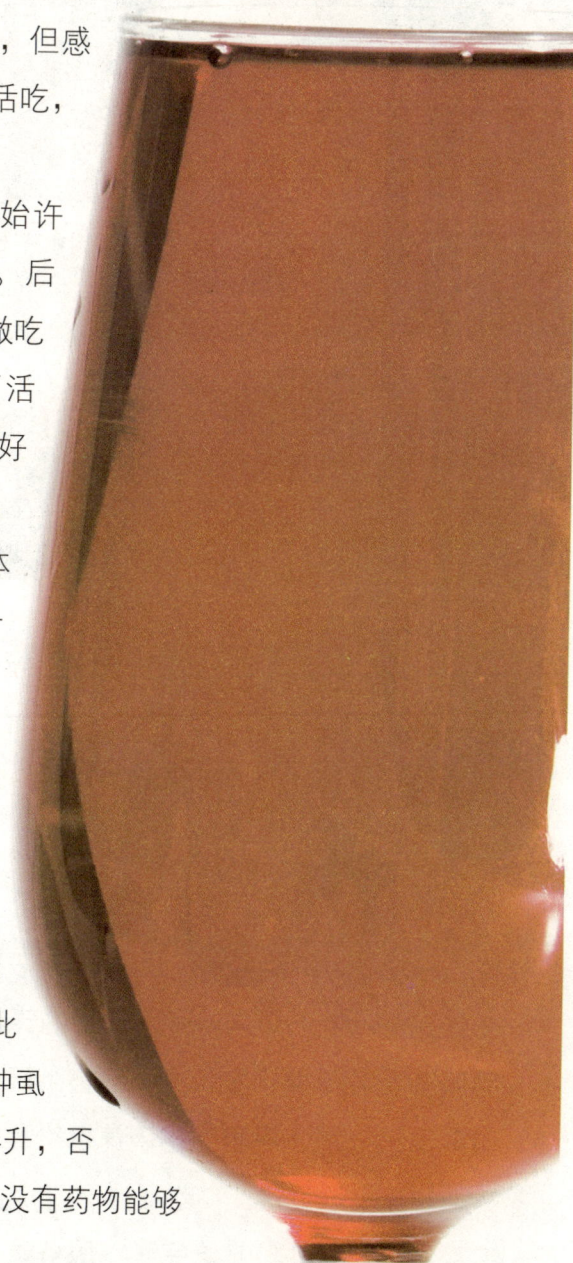

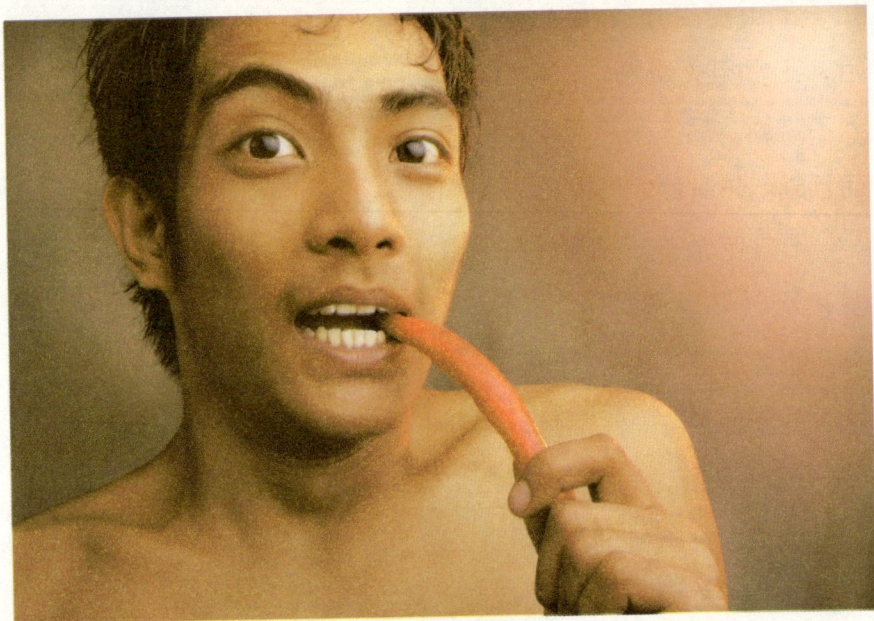

B 食尖椒上千克

黑龙江省林甸县王军，是个非常能吃辣椒的怪人。一天，他到市场去买尖椒。

"你的辣椒辣吗？"王军问。

"辣不辣你尝一尝。"卖辣椒的人说。

王军蹲下就尝起来，一连吃了30多个，卖者一看遇到奇人，连忙说："朋友，不要尝了，我服了。"

又有一次，他到饭店就餐，桌上的辣椒几口就被他吃完了，他又跟服务员要辣椒，服务员端出小半碗辣椒粉，一会儿王军又要，服务员很奇怪，心里想半碗辣椒粉哪里去了？返回厨房又端出半碗，往桌上一放说："吃吧！"

王军拿起筷子几口又吃完了，服务员见状吓呆了。据说，王军一天能吃1000克尖椒，一年要吃掉350多千克尖椒。

以稻草为食的女童

湖北省公安县孟溪乡三岗村有一个5岁的女童，终年以稻草为食，尤其爱吃烂软的稻草，她一根一根地吃，一天到晚不停嘴。这个奇怪的女童出生时和正常的婴儿一样，没有异常现象。但出生后不久，她患了8个月的病，病好以后就开始吃稻草了，已连续吃了3年多。

当年，这个5岁的女孩身高0.8米，体重17.5千克，相貌正常，能走动，不过不会说话，智力也极其低下，她的母亲带她去医院检查，但医生不能诊断出她的病因。

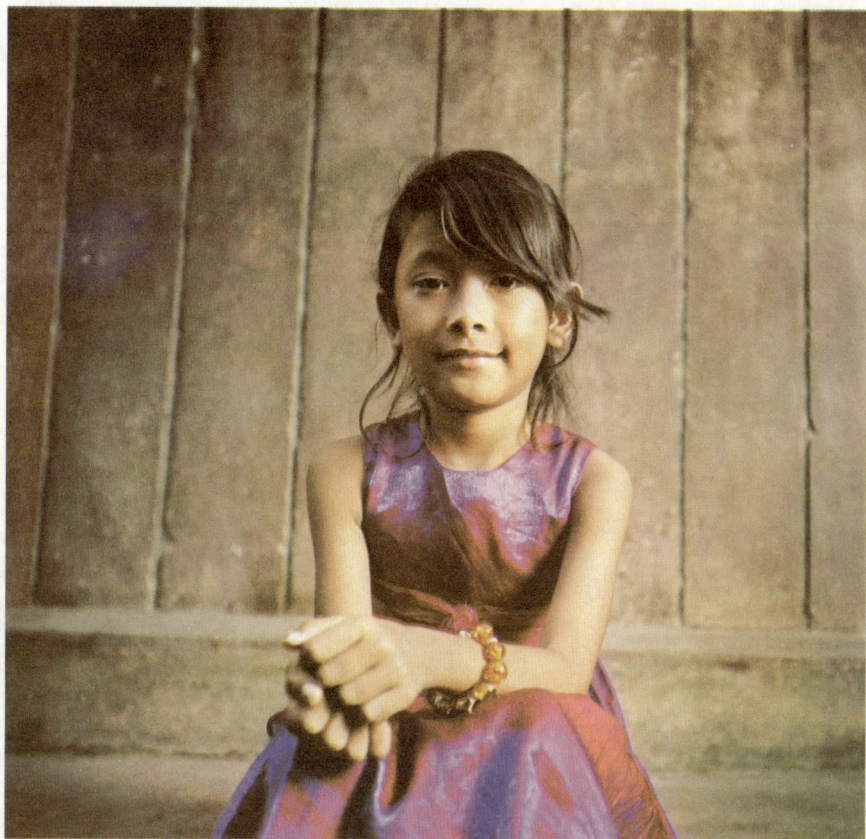

吃碎铁、玻璃的人

38岁的袁世荣，是重庆市的一位居民，10多年前他开始吃碎铁、玻璃，一直都没有停止。其床头、地板上，都存放着"铁干粮"，以备他随时食用。袁世荣在幼儿园时曾患中耳炎，久治不愈，成年后因听力弱、反应不正常，外出做工被辞退回家。邻居反映，他平时不与人交谈，但常自言自语。

大约10多年前，家里人发现他捡回玻璃砸成碎块吃到肚里，以后又发现他吞食碎铁块。袁世荣每天去"拣废铁"，拿回家就在石头上砸成蚕豆大碎块，或锯成一两厘米长的短节。他吃铁时不嚼，用水和稀饭助食，每次吃约2两至3两；块粒较大时，有哽咽现象。

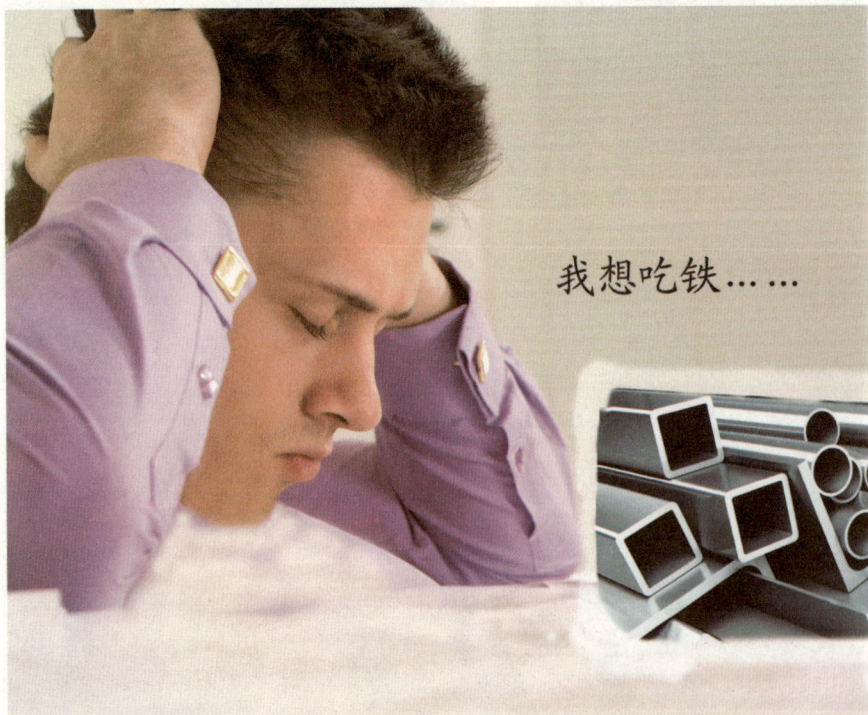

我想吃铁……

吃砖头的人

美国佛罗里达州有一位18岁的男青年名叫约翰逊，他吃砖成瘾，每天要吃500克左右的砖头，至今已有8年的历史。8年前，刚满10岁的约翰逊得了一场大病，一难受起来就得将砖头放在嘴里嚼，病愈后竟上了瘾。他吃砖3年后才被周围人发现。他的父母及时将其送往医院救治，但医生也不能查出他的病因何在。医生表示，只要坚持治疗，这种病可以得到控制。

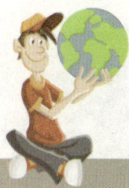

小知识大视野

辽宁省普兰店市有一位名叫王芳的女子在家里生炉子时，感觉炉子里的煤烟味好闻，就拿起一块舔舔，随后又塞进嘴里咬一口。这一咬觉得味道和瓜子味一样香，吃后身体也没感到不适，从此她就恋上了吃煤。

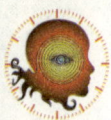

世界奇人怪胎

一生育七十三个儿女

意大利有一位多次生多胞胎的妇女叫德莱莎，她从15岁就开始生第一个孩子，之后，她便接连不断地生孩子，多数是一胎两三个，最高的是一胎4子。到她57岁止，德莱莎共生了73个孩子。平均每年生子女近两个，她在57岁时绝育，不然的话，她的产子纪录恐怕还不止于此。

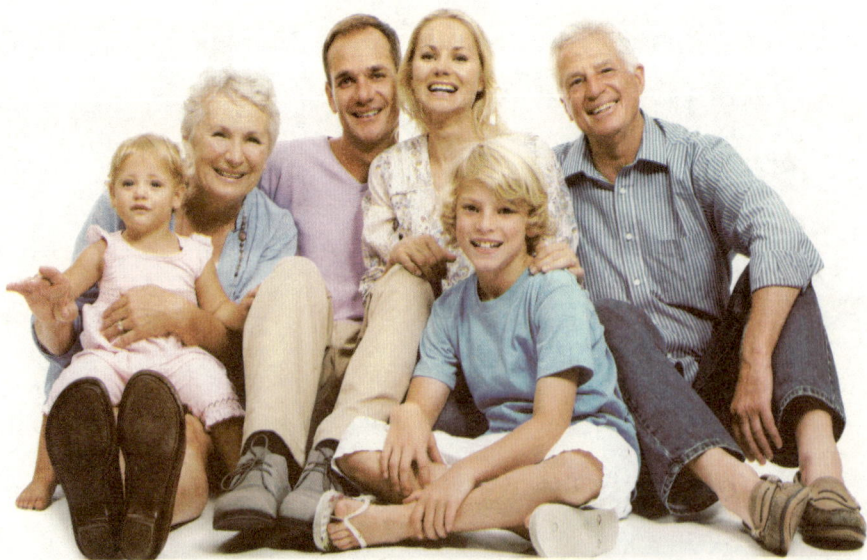

德莱莎60岁时，长子46岁，第七十三个孩子只有3岁。使人们惊叹的是，德莱莎的73个子女全部成活了！迄今身体都很健康。

一次生十二个婴儿

瑞士伯尔尼市有一位名叫凯拉的妇人，她27岁时，在两个多小时内生下12个婴儿，9男3女，其中8个婴儿仍然活着。这件怪事一直保密，直至后来一位不愿透露姓名的医务人员才披露此事，令新闻界觉得十分奇怪。

研究受孕的专家艾辛加起初否认有这件事，后来在同事压力下，终于承认凯拉是由于自愿服用一种由德国制造的助孕新药所导致。凯拉婚后6年，服用多种助孕药均无法受孕。后来她服用这种新药，6个星期后就已怀孕，足月后在两小时17分钟内，生下了12个婴儿，其中4个不幸死亡。

八岁女孩生孩子

1946年9月，在北京盛传着一件奇事。山西省祁县涧壑村薛某，他的幼子薛小宝，当年8岁，在5年前领一与小宝同岁的童养媳。

童养媳夏天腹部突然高起，起初以为是膨胀病，不料在9月初，年仅8岁的童养媳竟生下一男婴，体重1500千克，产后母子均平安。此事轰动古都，不少好奇人士纷纷到该村参观。

男人生孩子

苏州吴县有个54岁的男人名叫孔方，1525年1月，他的腹部突然疼痛难忍，到24日时便血不止。26日上午，产下一个包状物，当即昏倒。

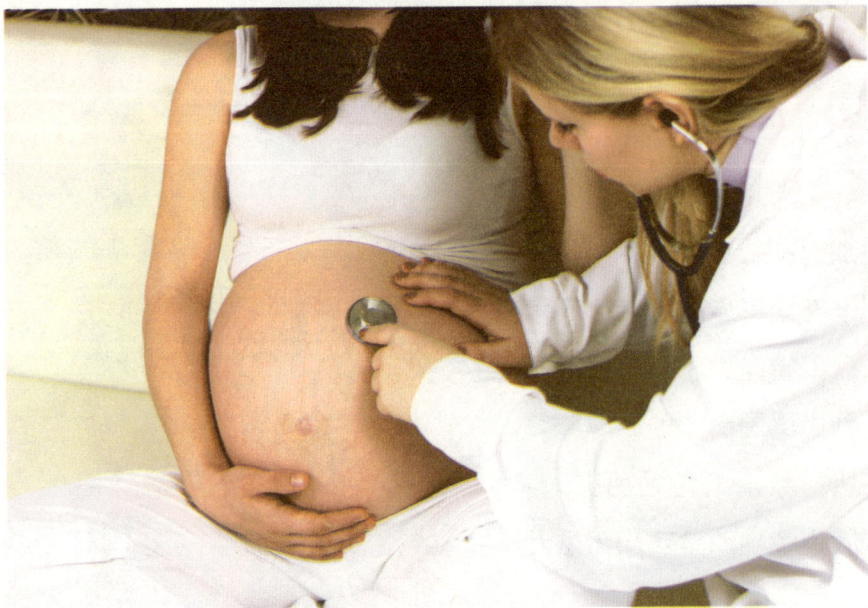

妻子沈氏大吃一惊，用碎瓷片划破包衣一看，里面有一男胎，身长0.3米，发长0.06米，耳目口俱具备。邻居们都认为是怪物，就把它扔到太湖中去了。

一月能产两胎的人

张翠霞是位30岁出头的妇女，家住江苏省泗洪县，1980年8月8日生下一个男孩后，仍感到腹部有"硬块"，经检查，认为在她腹中还有一个孩子。果然在8月24日，距第一个小孩出生后的17天，张翠霞又产下一个女孩。

这两个孩子分别取名为临桂和临红，兄妹俩的智力发育都很正常。1981年8月的一天，张翠霞一家为这一对相隔17天出生的儿女庆祝了一岁生日。

滞留母腹三十年的婴儿

河北省安国县郑章乡农民王银格，婚后曾生过3男2女。1950

年，当她37岁时又怀孕了，经常呕吐，有时腹痛出血，有胎动感觉。但婴儿一直没有出生，直至1980年1月5日，王银格突然疼痛难忍，才去医院检查。经医院确诊，腹部有一石胎。

1980年3月29日，在安国县医院取出一个妊娠30年的石胎，重120克，高0.115米，胎型比较完整，头部、五官、躯干、四肢俱全。如此大的石胎竟在人体内滞留了30年，确实令人吃惊。

四条腿的女人

1868年，约瑟芬出生在美国田纳西州的林肯镇。她生出来的时候就是双臀畸形，也就是说她腰部下来两边分别有一个独立的骨盆。多余的腿本来是属于另一个没有正常分离的双胞胎姐妹的。内侧的两条小一点的腿分别和外侧的大腿各自连在一起，成为一对。据说她曾经靠她内侧两条腿移动过，但它们实在太虚弱了无法走路。约瑟芬后来生了四个女儿和一个儿子。

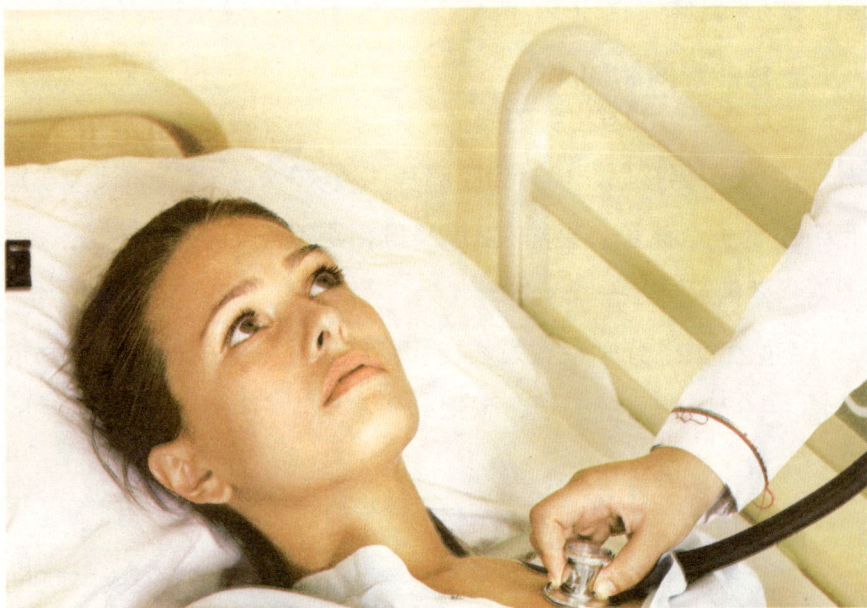

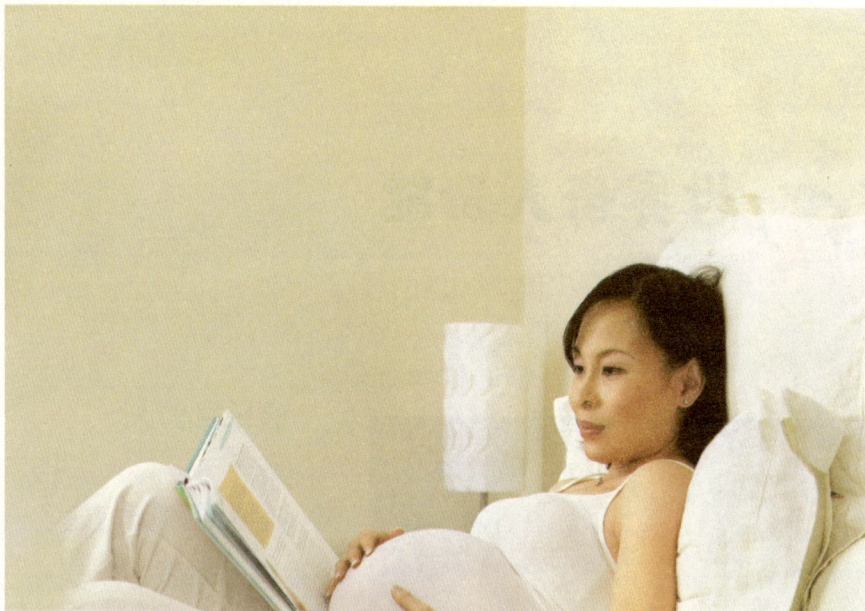

一胎生三个不同脸色的孩子

　　在四川省巫山县田家乡石印村，有一位26岁的妇女名叫何右梅。1987年1月17日，何右梅一胎生下了3个男孩，每个体重都超过了2500克。3个孩子发育很好，但他们的脸色却大不相同，大孩子是红脸，二孩子是黑脸，三孩子则是白脸。

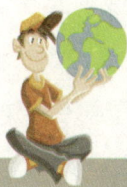

小知识大视野

　　石胎：胎儿死腹中，随着时间的推移，胎儿由于长期浸泡在子宫内，吸收了母体内产生的钙，就逐渐钙化成一个"化石木乃伊"。

世界奇人奇能

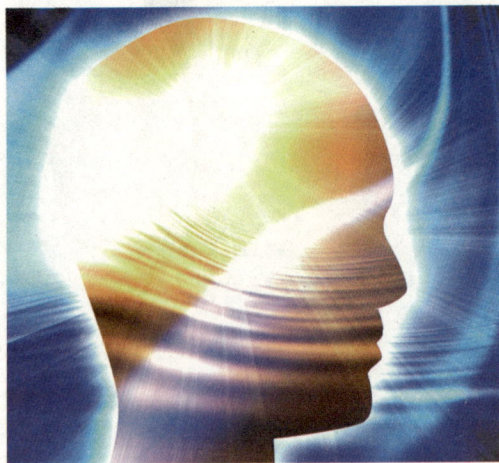

会隐身的人

泰景三年五月的一天，皇帝在奉天门建了一个香亭，外面有许多人守卫，不让任何人进去。有一人却手拿红棍，念念有词地闯了进去，谁也没发现他是怎么进来的。

嘉靖八年，皇帝准备南巡，有个叫孙堂的军人穿过戒备森严的奉天门，登上金台，坐了很久，却无人看见，直至后来他自己大声呼叫，才被人觉察。

发绿光的男孩

在瑞士首都伯尔尼，有一位26岁的孕妇，生下一男孩，这个男孩身体健康，活泼可爱。晚上熄灯后，四周一片漆黑，可是男孩身体却发出一层绿光。医生们用各种仪器和方法对男孩进行检查，认为他各方面都健康正常，找不出发绿光的原因。对男孩的母亲进行检查也找不出原因。

医生们想从男孩父亲身上找找原因，可是，男孩父亲却不知去向。男孩的母亲贝尼丝，大约在一年前认识了男孩的父亲，他俩一见钟情。当贝尼丝知道自己怀孕后，想把这个喜讯告诉爱人，但却找不到他。她曾报过警，也请过私人侦探找他，但至今也没找到，男孩的父亲就这样神秘地失踪了。

据推测，男孩这一特异功能可能与他神秘的父亲有关。

辨认残留信息的人

一个被称为小于的少年具有透视的功能。一次科研工作者请她现场透视一个黑色公文包中的物品，她看了一会儿说，包裹有3块手表。但打开一看，包里只有两块表。小于又看了一下，

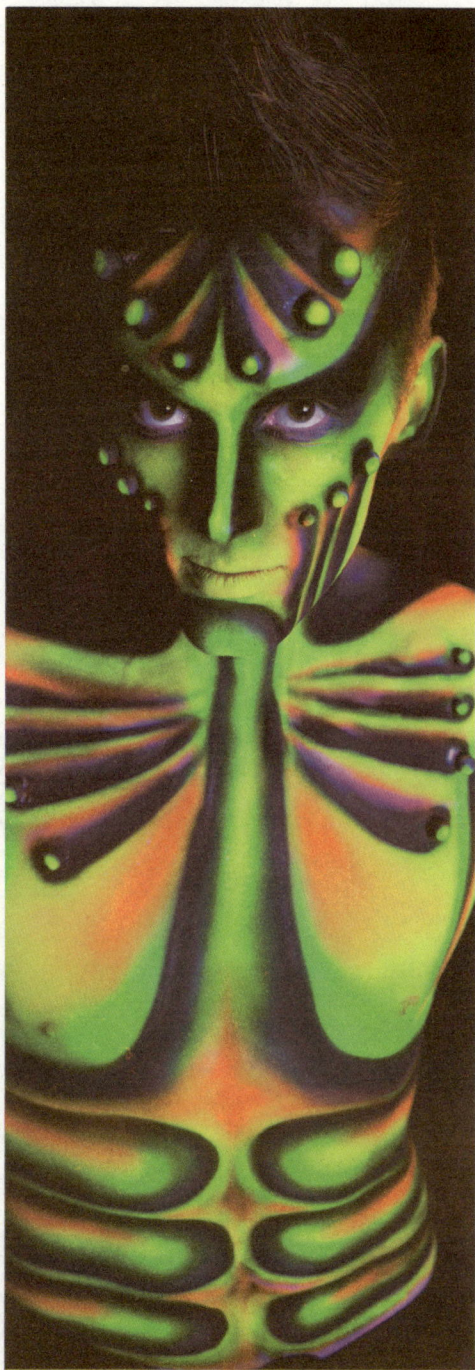

口气更坚决地说是有3块手表！而且还说出了不在包内的那块手表的牌子和形状。

实验组负责放表的人听后大吃一惊，他说他起先确实放了3块表，在测试前5分钟临时改变了主意，把小于刚才讲的那块手表从包里拿了出来，当然他们这是无意的，没想到小于竟能"看"到放入后又取走的物品。小于的这一特异功能，被称为"辨认遗留信息"或"辨认残留信息"。

用耳朵认字的人

在重庆市大足县附近的一个小山村里，有一个名叫唐雨的小孩，他能用耳朵认字，因此人们都知道他的名字。这一消息传了出来，人们都感到不相信。

有人做过一次试验，他们写了许多字条，并把它们搓成一

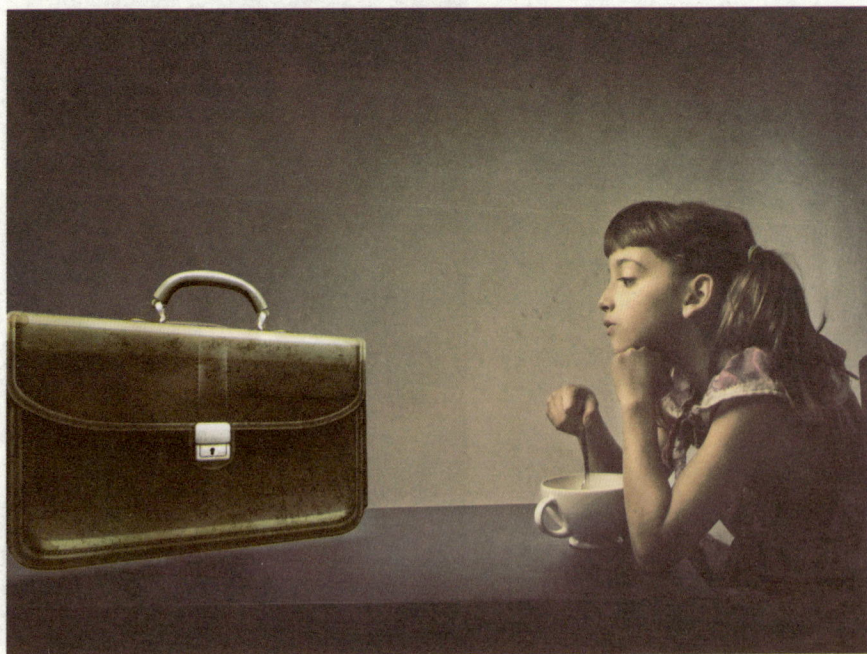

团，或折叠成几层再搓成团，并且仔细地检查了每个纸团，确认常人无从辨识纸团里的字之后，才让唐雨把纸团塞在耳朵中，然后把纸团中的字认出来。

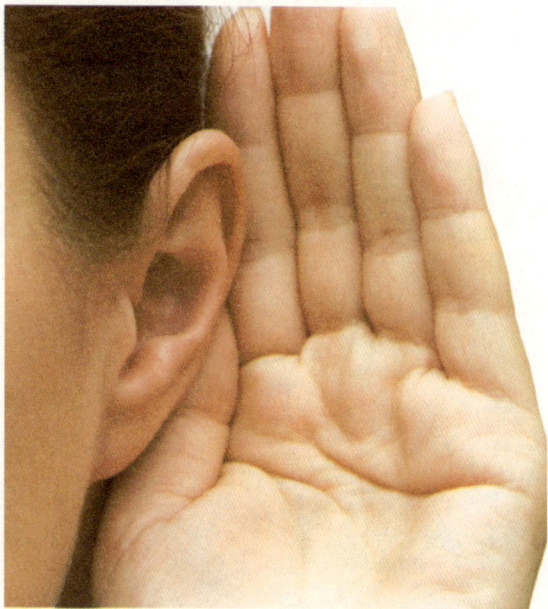

只见唐雨稳稳当当地坐在这些寻根究底的大人们中间，不慌不忙地一个个将纸团里的字通过耳朵辨认了出来。

令人惊讶的是，他竟然把"床前明月光，疑是地上霜，举头望明月，低头思故乡"这一首20个字的唐诗也一字不差地认出来。人们不能不相信这亲眼目睹的事实！

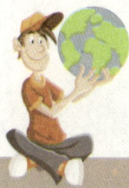

小知识大视野

有一个嗅觉奇特的地质工作人员，他能用鼻子闻出有水的地方。20多年来，这位地质工作者在自己的家乡用鼻子探测出800多眼地下水，百发百中，无一失误，为家乡人民作出了很大的贡献。他凭着自己鼻子的特殊功能，成了一名优异的地质工作者。

世界奇人怪事

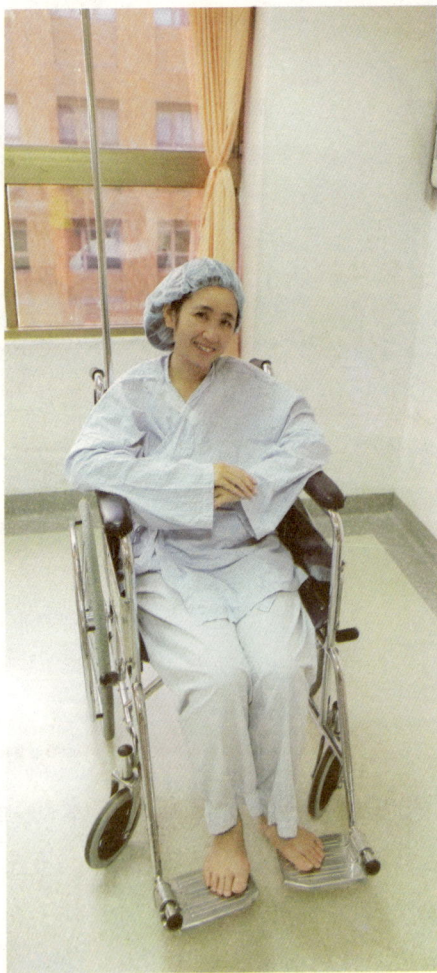

用眼睛写书的人

日本札幌市55岁的残疾妇女山幡，她在两年时间里用眼睛"写"成了一本长达280页的书，书名为《我要说话，我要走路》。山幡四肢瘫痪，而且丧失了说话能力。她通过一台现代化的"眨眼通讯器"，著成了这洋洋万字的著作。

"眨眼通讯器"由电脑操纵，通讯器上有一个荧光屏，上面显示出一个字母表，有一个指针在字母上掠过，当指针移到她要写的一个字母上时，她只要眨一下眼，即可通过光射作用，使小电脑将这个字母记录并显示出来。这样，一个个字母组成词，再由别人将它写在稿纸上，即可编印成书。

用耳朵拉车的人

在韩国汉城的大马路上，一位姓朴的72岁老人表演了用双耳拉动汽车的节目，吸引了许多人前来观看。这位古稀老人把两根绳子系在自己的两只耳朵上，而绳子的另一端则拴在重约1200千克的汽车上，老人不断地喊叫，便能倒退着拉动汽车。

据说这位老人的耳朵有特殊的力量，他的一只耳朵能把两只装有34千克的水桶轻而易举地提起来。直至现在，人们也不知道这两只耳朵为何有如此大的力量。

用胡须作画的人

昂尼·贝尔莱斯——这位被誉为"法国最富有创造力的画家"，1986年9月，应邀访问了日本，并现场以胡须当画笔做了精彩的表演。昂尼说，用胡须当画笔作画，容易使感情倾注到画布中去。当今，法国男人流行把后面的头发扎成小辫状，而他却留起了胡须，并从1981年开始把它编成小辫。就连昂尼本人也不曾想过，发明"须笔"能使他一举成名。

虽然"须笔"给昂尼先生带来荣誉和金钱，但保养这只"须笔"却特别麻烦。首先解开它要花25分钟。然后用洗发水洗净，再用电吹风吹干需45分钟。最后重新编好还需要5分钟，梳洗一次共1小时15分钟，而且每隔两天就得梳洗一次。有时，他也常为此感到麻烦。

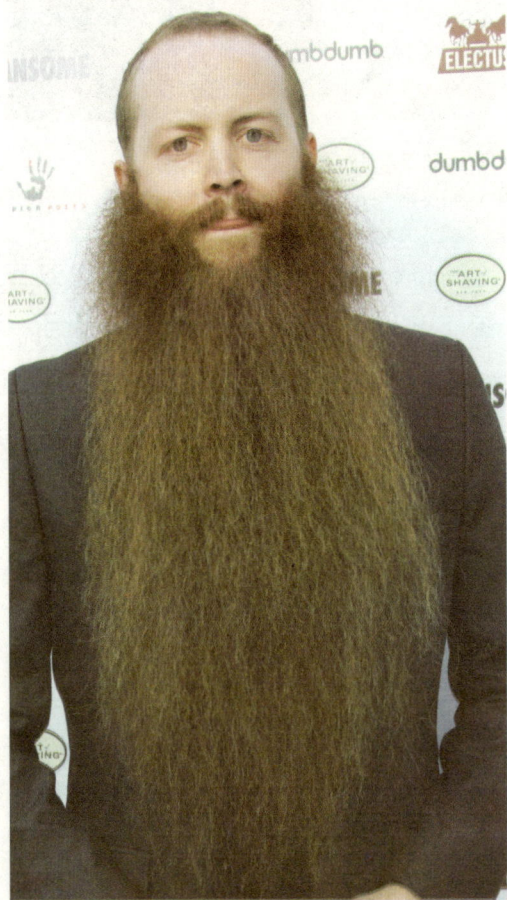

皮肤产金属的人

南斯拉夫首都贝尔格莱德有一个奇特的女孩，自1972年以来，她身上的皮肤每隔一定的时间，就会分泌出各种各样的金属微粒，体积最小的也有一立方毫米，其形状是有规则的几何形。

更令人惊奇的是，女孩皮肤分泌出金属微粒的部位，都是中医进行针灸的穴位。金属微粒从那儿分泌出来之后，那个穴位就成了一个小伤口，感到疼痛，并且长时间不能愈合。当地医生称，这种怪病迄今为止还是第一例。医生将她所分泌出的金属微粒，保存在贝尔格莱德的医学研究机构里，经过化学分析，发现其成分有银、硅、镁等。这个女孩有一点与普通人不同，就是在空气浑浊的地方反而觉得舒适些。有人认为，可能她的身体构造异常，将从空气中吸入的污染物转化后，再由皮肤穴位排泄出金属微粒来。

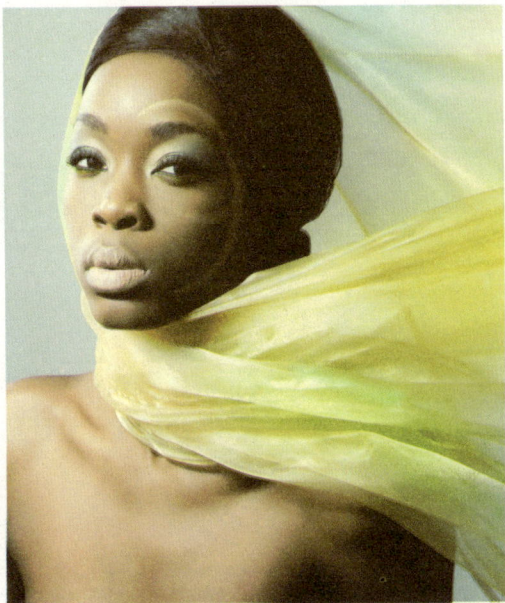

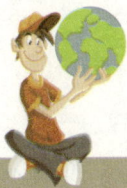

小知识大视野

清末民初的辜鸿铭早年曾留学英、法、德等国，精通好几国的语言。他留学英国时，有一次在公共汽车上读报，把英文报纸倒拿了，他的这一怪动作引起旁边英国绅士、淑女们的讥笑：明明是一个中国佬儿，看不懂也就罢了，偏偏要装着十分认真地读英文报！

不料，辜鸿铭以流利的英语回答说："你们的英文太简单了，我倒着看也能明白。"这一语使人大吃一惊，四周的英国人再不敢吭声了。

人感觉痛的原因

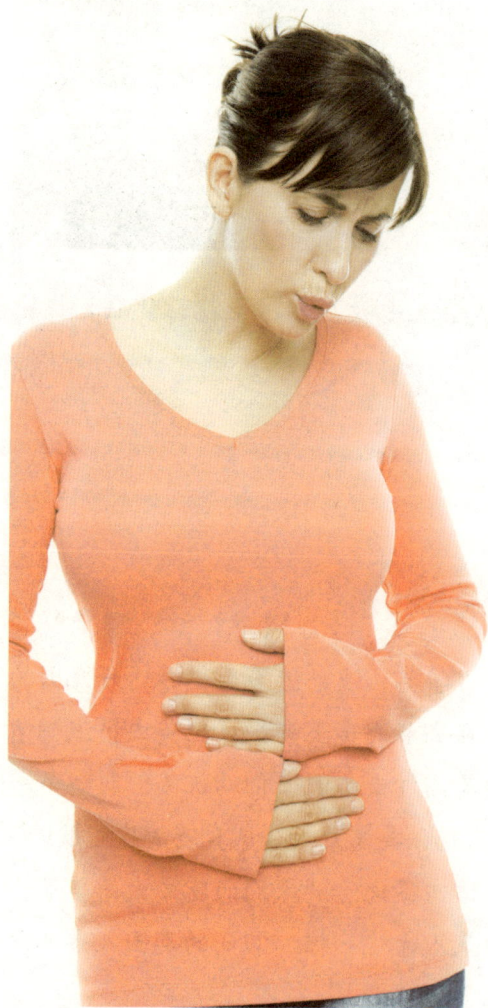

受痛折磨的人类

很少有人没有经病痛的折磨。牙痛、头痛、胃痛，如此种种，五花八门。痛是人生的磨难之一，据医学专家的调查和研究，痛有1000多种。有的痛，如牙痛、动手术痛等，虽然当时很可怕，但病好了，痛也就过去了。

然而有些痛却不会过去，长年累月地折磨着人。仅在美国就大约有3600万关节炎患者，有7000万长期背痛患者，2000万偏头痛患者，还有数百万计的其他各式各样

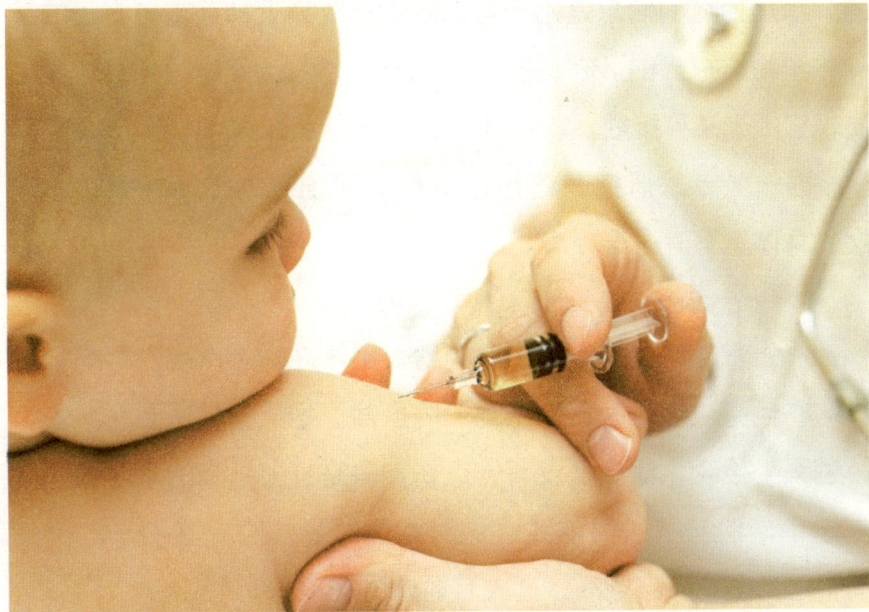

的长期病痛患者，最可怕的是癌症患者，随时都在与痛为伴。

痛本来是人身上生病的一种警报系统，它可以提示人们对疾病的注意。如果生了病一点都不痛，那才是灾难呢！但我国和外国都发现过没有痛觉的孩子，这些孩子在骨折和烫伤时也不知道痛，很容易发生危险。

令人费解的痛

是什么使痛发生？为什么它突然来到，而事先没有预兆？为什么它有时不会消失？这些问题至今无人能解释清楚。

据一位脑科专家的研究，有些痛能在神经系统中留下长远的印象，即使致痛的原因消失了，但痛觉还会遗留下来。要消除这样的痛，简直同消除记忆一样困难。在古埃及，这样的痛被解释为神怪和鬼魂在作祟。

近代有关痛的知识是几十年前开始被发现的。现代科学对痛的解释是：痛的信息是由一些原本贮存或靠近神经末梢附近的某种化学物质放出的。在这些化学物质中，包含着痛的神经化学物质，它由于某种接触，能够将痛的信息传到脑子里去。

据一些专家研究，痛也是一种非常复杂的经验，痛在心理上、身体上有时很难分清。

感觉不到痛的人

一个来自美国的新兵，首次到太平洋岛屿上作战。当一发炮弹落在他身边爆炸时，他感到一阵剧痛。担架把他送到医护站，经过医生检查，他身上没有一点伤，只是身上携带的水壶被弹片击破了，他又被送回前线。这时炮弹的爆炸声更猛烈了。突然间，他又感到头部剧痛，这次有血流出来了。

第二次他被抬到医疗站，经医生检查伤并不重，只是脸上有破碎的弹片嵌入，取出和包扎后，他又回到前线。这时候，他所在的那个连的士兵几乎全部阵亡了。第三次，他的脚被炸断了，

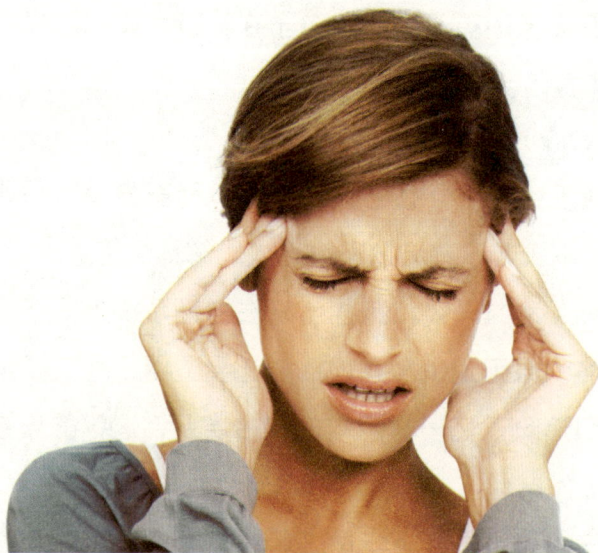

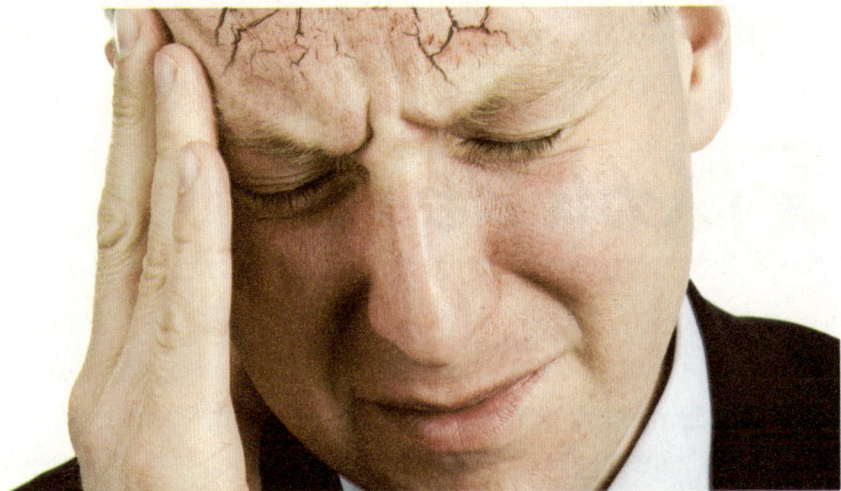

可是，这时他一点痛的感觉也没有。专家对此解释说："痛的程度以各人的感受而异。"

恐惧、焦虑、紧张、灾难的预期，有时会使疼痛加剧。但如有某种强烈动机，也可把痛感压下去。在电影《小兵张嘎》里，张嘎追击敌人时中了敌人的子弹，他却没有发现自己受伤，这是一个有代表性的例子。

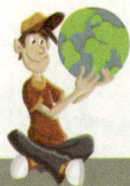

小知识大视野

对于痛的治疗：一般都先用简单的镇痛剂，如阿米诺芬。在医治一些特别痛的病时，有许多麻醉剂可以起有效的作用。物理疗法不仅可以缓和痛，而且也可以使疾病减缓。对于一些癌症病人，经常需要采取更大胆的治疗方法。另外，采用听音乐等办法调节身心，也会减轻患者的疼痛。

人为什么会有记忆

与化学物质有关的记忆

1962年，美国密执安大学的科学家用涡虫做了一个实验：每次在开灯的同时电击涡虫，重复多次后，这些涡虫产生逃避光线的反应。后来科学家将它碾成浆汁状，喂给未经训练的涡虫吃，结果这些涡虫吃后也产生对光逃避的反应。为此科学家们推测，未经训练的涡虫获得了某种记忆的化学物质，从中说明记忆在本质上与化学物质有关。

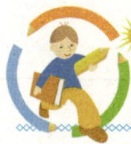

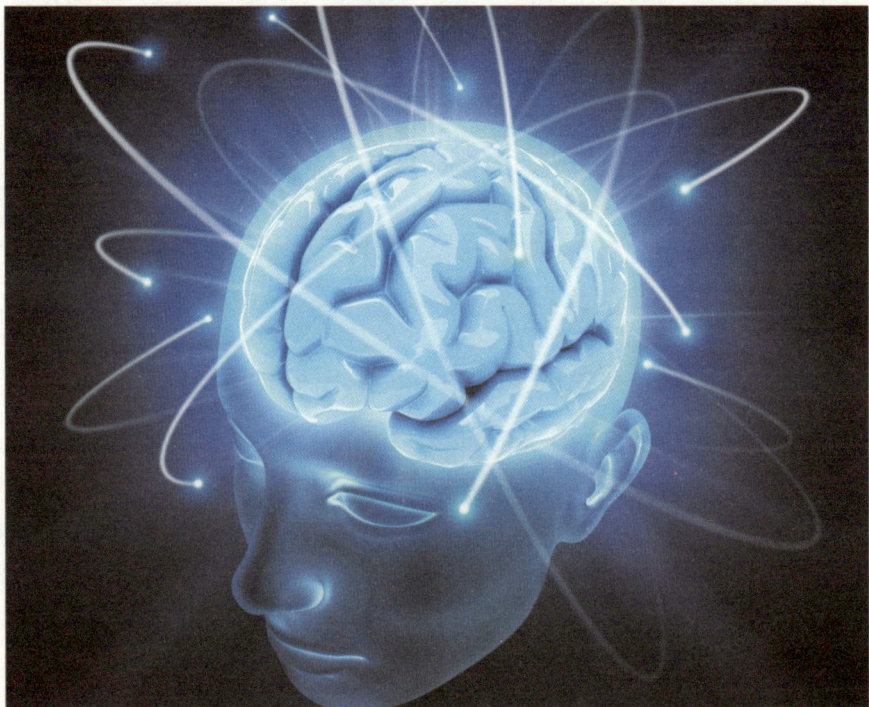

　　美国得克萨斯州贝勒大学的科学家做了一个实验：他们把大鼠放在一个有明室和暗室的笼子里，一向喜欢黑暗的大鼠喜欢躲在暗室中，多次电击后这些大鼠便开始害怕黑暗，相继跑到明室里去。科学家将这些大鼠脑子中的化学物质提取出来，注射到正常的小白鼠脑子中，结果这些小白鼠也害怕起黑暗来，这个实验证明记忆与脑子中的化学物质有关。

探索中的记忆

　　世界著名神经化学家乔治·昂加尔经过对受过记忆训练和未受记忆训练的鼠脑细胞化学物质的比较，发现受过训练的大白鼠细胞中蛋白质多肽含量升高了，核糖核酸的化学物质就是蛋白质多肽分子。多肽是由一系列氨基酸按序列组合而成的复杂生物大分子，记忆就是脑细胞中分子迅速形成的结果。每一种排列次序和组合代表一种记忆。学习会使脑中合成更多的蛋白质多肽，从而产生记忆，这就像增加电子元件就可以产生新的电子产品一样。米斯林用大白鼠重新做实验发现，只有1/3的大白鼠有明显反应，其余的结果并非如此，因此米斯林等对昂加尔的说法产生怀疑，并提出了自己的观点。

美国内分泌专家沃德曼认为记忆与化学物质乙酰胆碱有关。乙酰胆碱是一种传递信息的神经物质，这种物质在脑中数量增多，则信息就传递得快，记忆形成得就快。

1975年沃德曼发现，在人体需要的时候，血液中的胆碱物质被输送到脑中，与脑中醋酸盐的乙基结合产生乙酰胆碱，这种物质对记忆起着决定性的作用。

华盛顿医院的医生为此做了临床试验，证明服用胆碱类药物

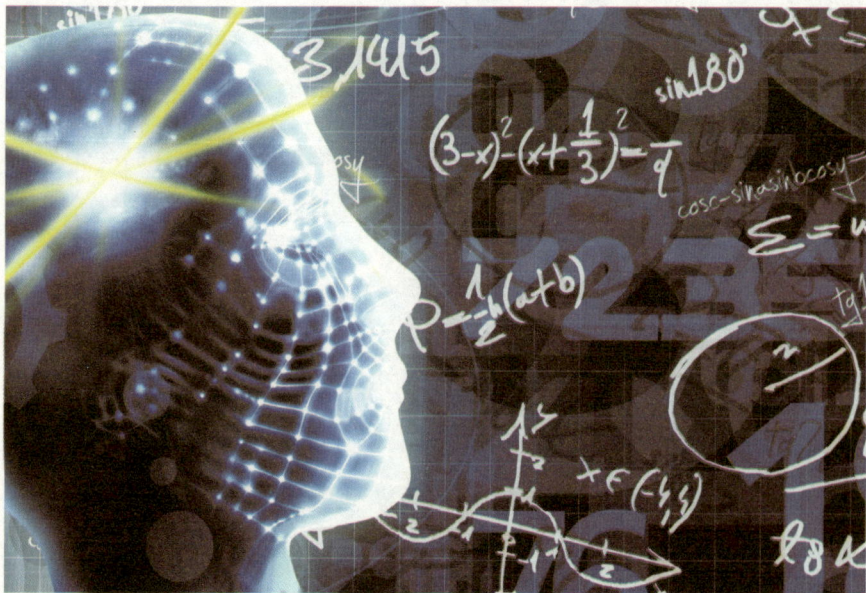

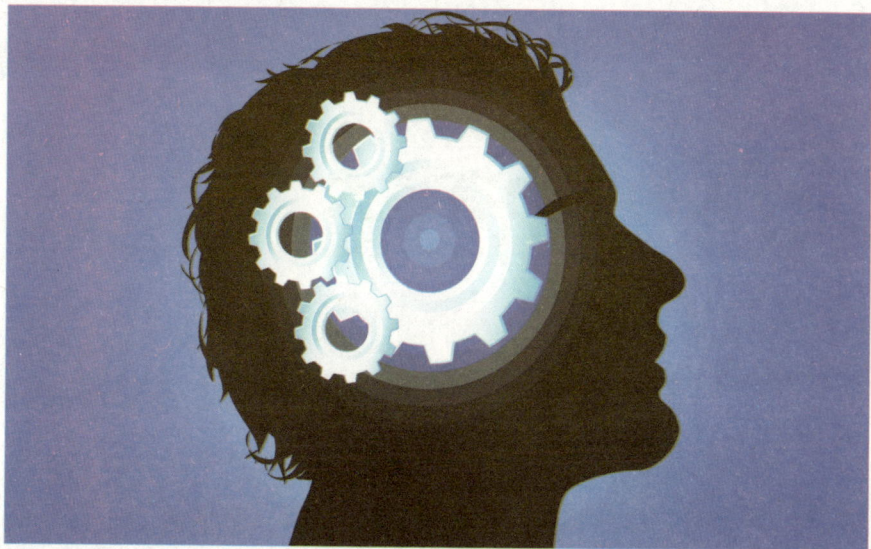

的老人记忆有明显好转，可见乙酰胆碱与记忆有关。但乙酰胆碱就是记忆物质吗？它与记忆有什么关系呢？这还有待于人们进一步深入研究。虽然，科学家们对记忆与化学物质的关系有多种看法，但可肯定记忆与化学物质一定有关。那么究竟有什么样的关系？还需他们继续努力探索。

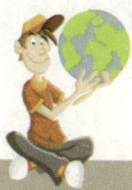

小知识大视野

记忆就是客观存在，是物质或物质系统变化的痕迹的即时状态。事实上，最早的记忆是大自然的记忆。但人们习惯于大脑的记忆。可以认为，大脑记忆是大自然记忆中的特殊部分，故记忆可分为广义记忆和狭义记忆两大类。广义记忆泛指大自然的记忆和生命体力活动的记忆，狭义记忆单指大脑的记忆。根据人类的约定俗成，狭义记忆简称为记忆。

人的潜力有多大

不可思议的潜力

一位飞行员因飞机故障迫降了，正当他在地面察看飞机起落架时，突然有头白熊抓住了他的肩头。飞行员在情急之中，竟然一下子跳上了离地两米的机翼。令人不可思议的是，他是穿着笨拙的皮鞋、沉重的大衣和肥大的裤子跳上去的。

一位50多岁的妇女在烈火蔓延之际，抱起一个超过她体重的

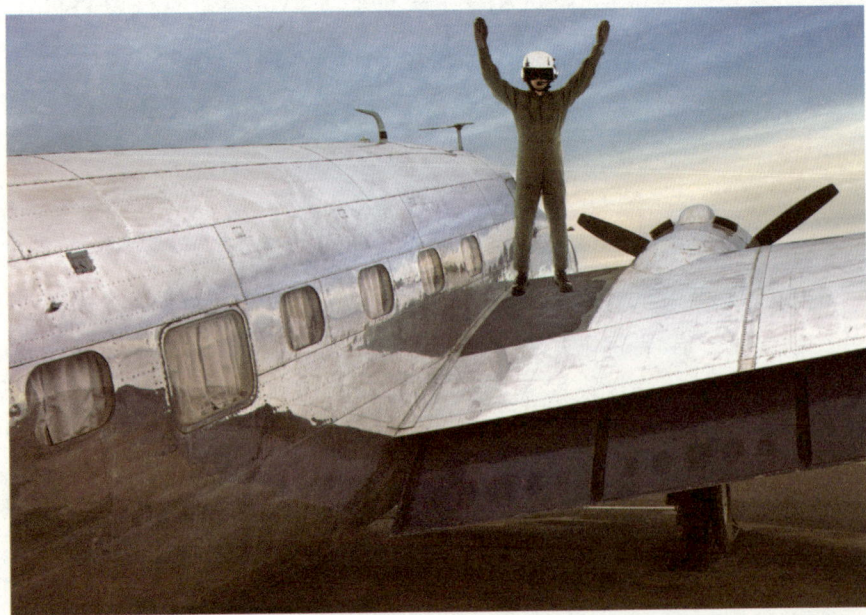

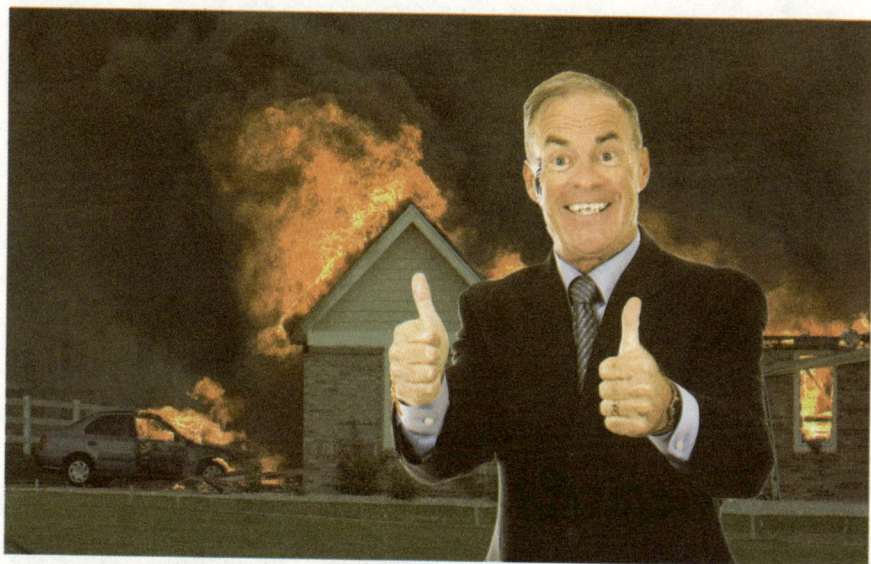

装有贵重物品的柜子，一口气从10楼搬到了楼外的地上。等到大火被扑灭后，她却怎么使劲也搬不动那个柜子了。

耐温高的人

炼钢炉前，炼钢工人挥汗如雨。正常人究竟能承受多高的温度呢？英国皇家学会医学博士布勒戈登就这个问题亲自进行了一次试验。他们钻进一个正在加热的密闭房子里，温度逐渐升高，甚至超过100度，他在那里待了7分钟，感觉呼吸尚好。后来他感到肺部有压迫感，心里有焦虑感。他走出热房子，自己数了数脉搏，每分钟跳144次。若不是他亲自进行了这次试验，谁会想到人体能受这么高的外界温度呢？

潜力之谜

人的大脑大约共有140亿个神经细胞，而经常活动和运用的不过只有10多亿个，还有80%至90%的神经细胞处在睡眠状态，尚未很好地发挥作用。美国的一位科学家认为，健康人的大脑，如果一生中始终坚持学习，那么它所容纳的信息量可达到5亿多册书的内容。

人的毛细血管，占全身血管总长度的90%，它的血容量比动脉里的血要高600倍至800倍。但是，在一般状态下，只有1/5至1/4的毛细血管开放，其余全部闭合没有发挥作用。人体肺脏中的肺泡，经常使用的也只是其中的一小部分。不论是血液循环系统，还是呼吸系统，潜力都是很大的。通过锻炼身体，可以发挥潜力，提高肺活量，增大血管容积。

紧急关头时的潜能

人在遇到紧急情况时会发挥平时所没有的力量，如为了救人，一个弱女子猛地掀起了重物；一个老婆婆在夜间碰上恶狼，结果将狼打死；一个人背起很重的箱子。这都是人体潜力在紧急关头发挥出来的结果。原来，人体的肌肉和肝脏里平时贮存着大量的"三磷腺苷"，简称ATP。这种ATP就是能量的来源。在正常情况下，人体只需要一部分ATP提供能量就可以了。一旦遇到紧急情况，大脑就会发出命令，让全身所有的ATP立即释放出来。命令下达后，身体能量剧增，就能应付各种紧急情况。

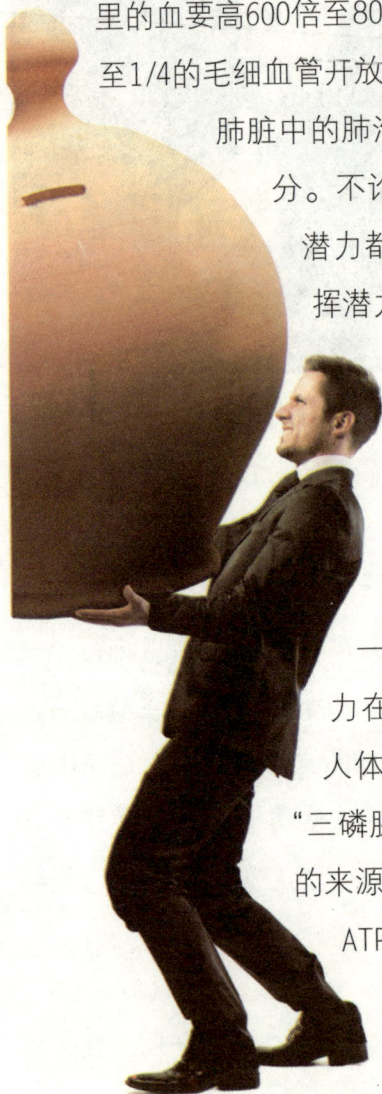

难解的潜力之谜

科学家估计，目前世界上大约有50%以上的疾病不需要治疗就会自愈，这也被认为是人体潜力的作用。这种潜力包括人体免疫系统的防御作用和自身稳定作用等。能不能让更多的疾病不经治疗而自愈呢？这是现代医学探讨解决的问题。比如癌症，现在被认为是不治之症，可是也有靠人体潜力使癌细胞消退的例子。人体使癌细胞消退的潜力在哪里？这还是一个谜。

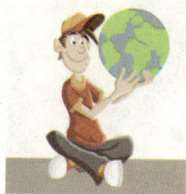

小知识大视野

人体最引人注目的潜力是"自调自控作用"。我国的气功和印度的瑜伽术，就是这方面作用的例证。气功师的表演，常常令人瞠目结舌。在我国气功已经有效地应用于治疗多种疾病和保健。

人由高变矮的原因

国外变矮现象

20世纪60年代在意大利西西里岛的卡塔尼亚城，15岁的姑娘安达尼娜·达密尔，正在青春发育时期，突然得了一场怪病，身体不断缩小变矮。3个月时间她的身高足足缩短了1/3，甚至说话的功能也随之减弱，最后竟像3岁娃娃那样"奶声奶气"了。

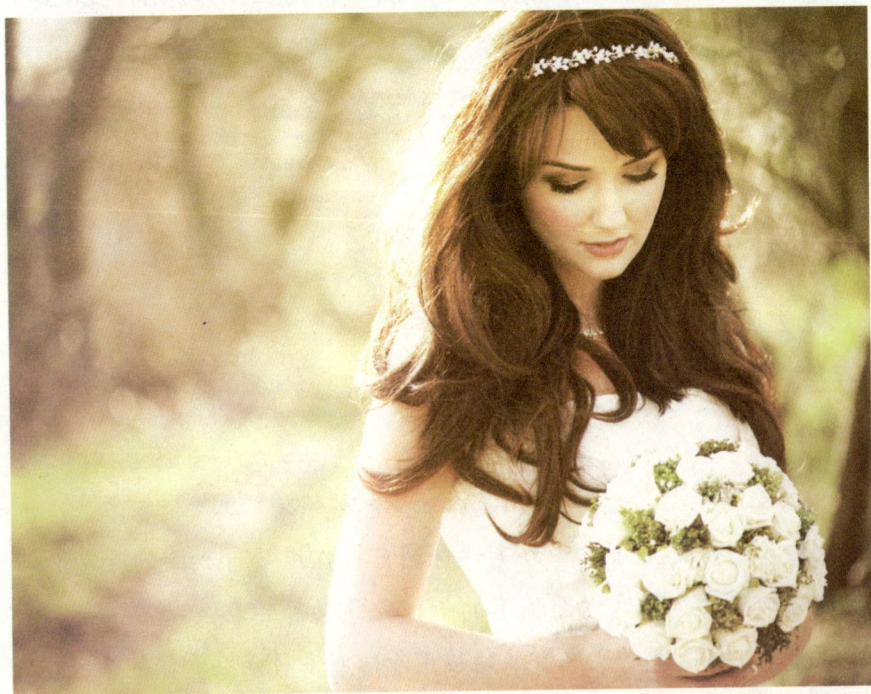

　　1982年美国发现一个越长越矮的妇女。她18岁时身高为1.51米，她30岁时身高只有1.32米了，12年中缩短了0.19米。她43岁时身高又降了0.129米，以后下降速度更快了，50岁时身高只有1.2米。在此期间，她全身骨痛，并多次骨折，脊柱也前凸。

　　最后她全身挛缩，50岁时体重只有34千克。她患的是代谢性骨病，也就是成年型磷酸酶缺乏症。这是一种遗传病，极为罕见。主要是脊椎距离变窄，故躯干缩短；大腿弯曲，下肢变短。

我国古代就有其人

　　这样的怪事在我国古代也发生过。宋代科学家沈括写《梦溪笔谈》里记载了一个曾在颍州做过官的吕缙叔，突然得了一场大病，身体就逐渐缩小，后来和小孩大小差不多了。

　　古书《太平广记》记载有个叫魏淑的人忽然患了一场异病，身体日见变矮，不到一年就形如婴儿了，不能坐立和说话，只能

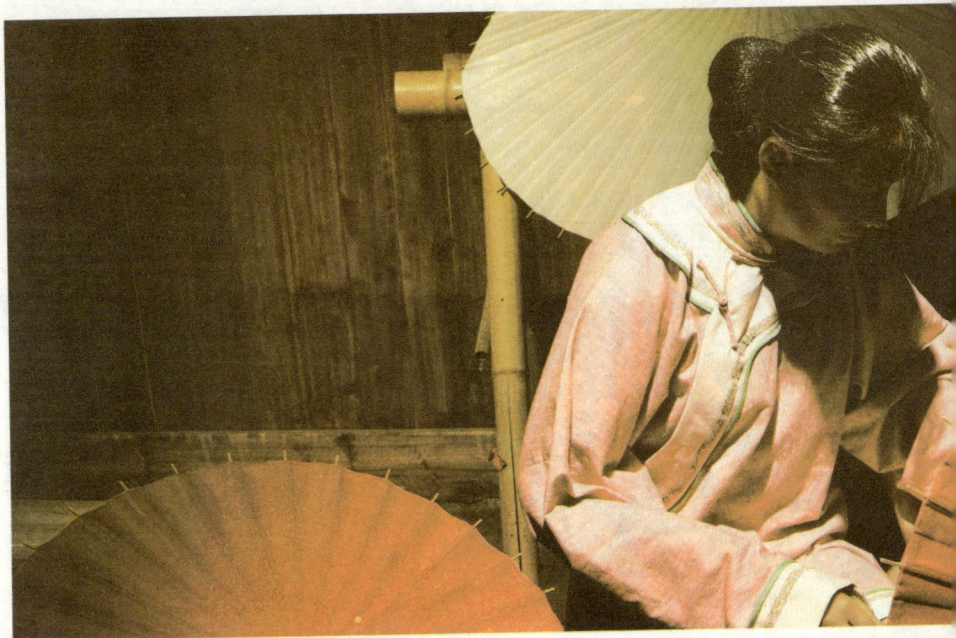

由其母亲和妻子抱着度日。

人老了为何会变矮

老人变矮是普通现象。它是多年积累才发生的，而且变矮的尺寸总计也只有一英寸，差不多低于他们成人时的身高。尽管人们能够减慢或是停止这种进程，但是这种变矮的情况是不可逆的。为什么变矮的情况会发生呢？

地心吸引力使然，而且在脊椎骨中位于骨头间的圆盘和软垫月久年深就变得扁平了。背部的骨头，称为脊骨是竖着紧压在一起的，而正是这些骨头使一个人的高度减小从而变矮。

骨质疏松症导致。骨质疏松症发生于当骨头被打破而却没有足够的新骨头原料来制造的时候。随着时间的推移，因为没有更换新的骨头，骨头渐失。

如果某人有骨质疏松症，他的骨头就会变得较小、脆弱和容易折断而受到损伤。这些碎片导致椎骨的崩溃，而月久年深这个有着骨质疏松症的人就会变得驼背或是弯腰。

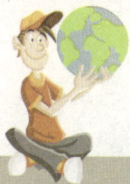

小知识大视野

对于人体的这种生长逆转现象，有关专家认为，可能是由于病人的脑垂体激素停止分泌的缘故。脑垂体激素停止分泌造成对人体蛋白质合成起重要作用的酶失去活性，从而使蛋白质合成迅速减少，于是体表组织细胞就开始萎缩。

人体长高是由于人体组织细胞大量增生带来的，一旦人体组织细胞萎缩，人的肌肉、皮肤也会随之萎缩。

长寿的秘诀

超过极限的寿星

　　长寿，是人类孜孜以求的重要目标。随着医学的进步，人的平均寿命已经大大提高，但是，离人应享有的寿命还相差很远。

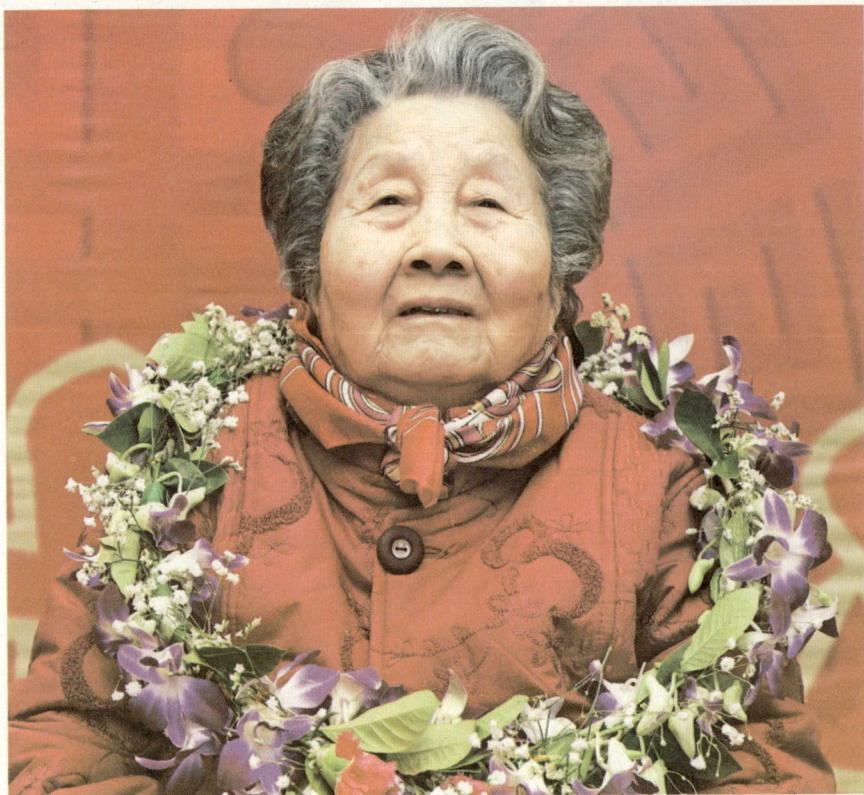

据美国的生物学家海弗利克研究发现，正常细胞大约分裂到50代以后就停止分裂而导致死亡，而细胞分裂一代的周期为2.4年。

于是科学界按照他的理论，推算出人类的平均寿命应在100岁至120岁之间。

事实上，世界上有些寿星的寿命远远超过了这个极限。

世界上最长寿的人是英国的弗姆·卡恩，他活了207岁；而南美洲的一位妇女玛卡兰珠活了203岁。

寻找长寿的秘诀

为寻求长生不老的秘方，古往今来人类付出了巨大的代价。

近几年有些科学家取

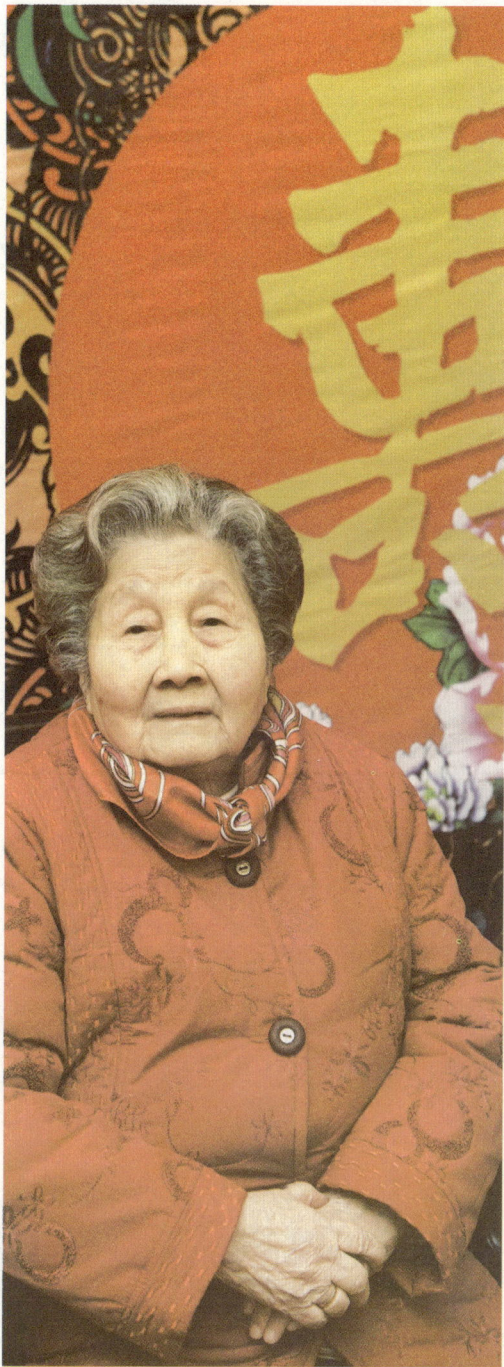

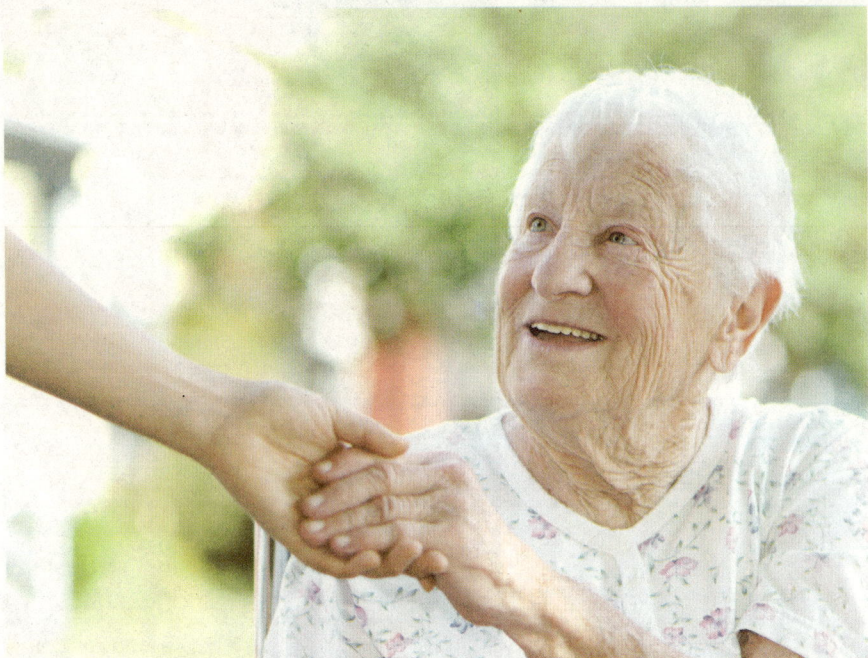

得了比较可观的成绩，研究发现激素治疗、体育运动和合理的膳食能延缓甚至逆转人体衰老的进程。

长寿的灵丹妙药

生长素是人体大脑的脑垂体分泌一种能调节人类生长、发育和衰老过程的激素。

通常人到30岁，脑垂体分泌生长素的功能开始下降。但是，在60岁左右的老人中，仍然有2/3的人的脑垂体具有分泌生长素的功能。

美国威康星州医学院的丹尼尔·鲁德曼和他的同事对一组脑垂体已丧失分泌生长素功能、年龄在61岁至81岁的男性老人给予一定剂量的生长素。

结果，6个月后，这些老人的体态由肥胖变瘦，皮肤也变得厚实而有弹性，不少人的自我感觉良好，精力充沛，仿佛年轻了10岁至20岁。

当然，我们也绝不能由此而认为，生长素就是抗衰老的万灵妙药。

长寿的秘诀：体育锻炼

塔夫脱大学的玛利亚·菲亚泰隆领导的一组研究人员让一组90岁以上的老年男女在固定的体育器械上，用腿进行提重锻炼，每周3次，每次15分钟。

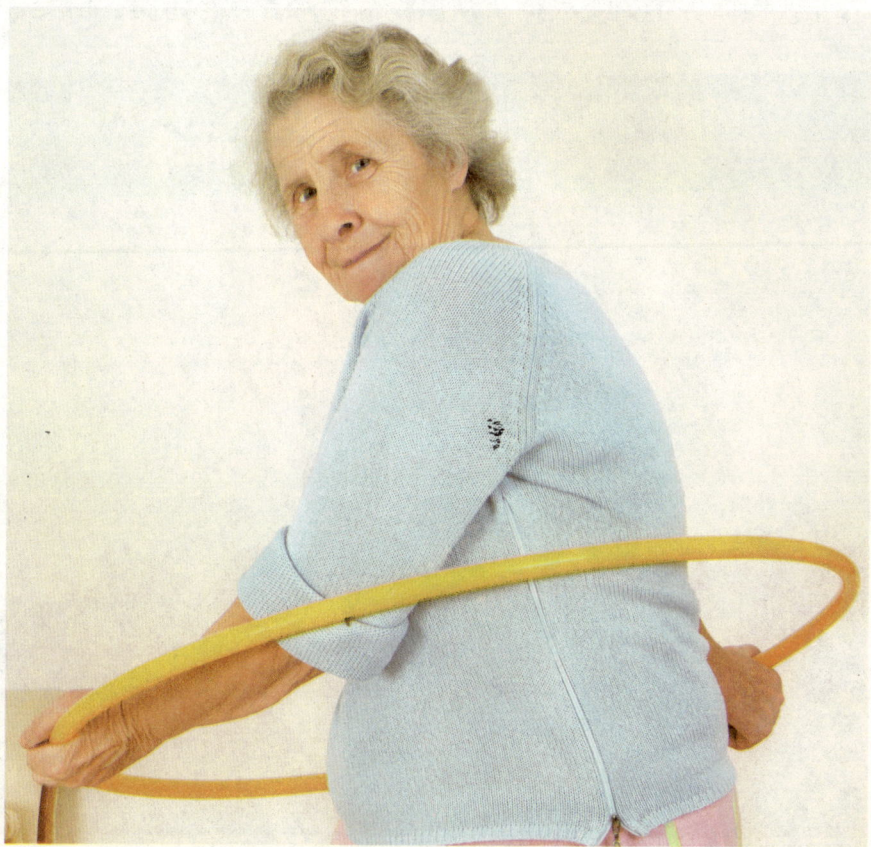

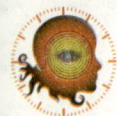

每次锻炼结束时，这些老人都精疲力竭。然而，8周以后，老人的肌肉都大为改善，他们的步行速度较从前快了50%。

他们还让60岁的以上的老人在固定蹬车和划船器上进行锻炼，结果他们的心脏输血功能增强了25%，体内脂肪贮存减少了，胆固醇的水平也有所下降。

科学家们由此断定：体育锻炼从某种程度上是可以推迟人体的衰老的。

长寿的秘诀：合理饮食

此外，人类每天进食量的多少对衰老的进程也起着一定的作用。科学家的研究表明，从原生动物水蚤直至鱼类、鼠类，

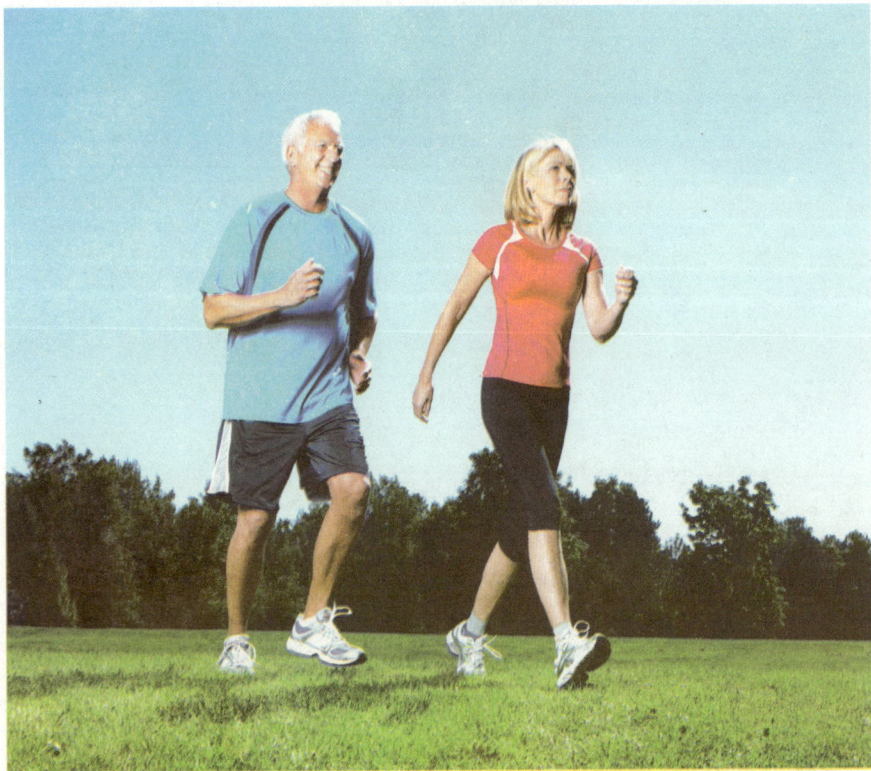

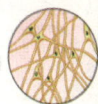

如果减少它们每天的进食量，就能防止各种疾病的发生，并能使它们的寿命延长50%左右。为了证明这些在生物实验上反映出来的成果也适用于人类，美国的医学专家们正在对一组猴子进行严格的节食试验，以观察它们的衰老过程。由于猴子是人类的"近亲"，这项试验将有助于人们了解节食对延长人寿命的作用。

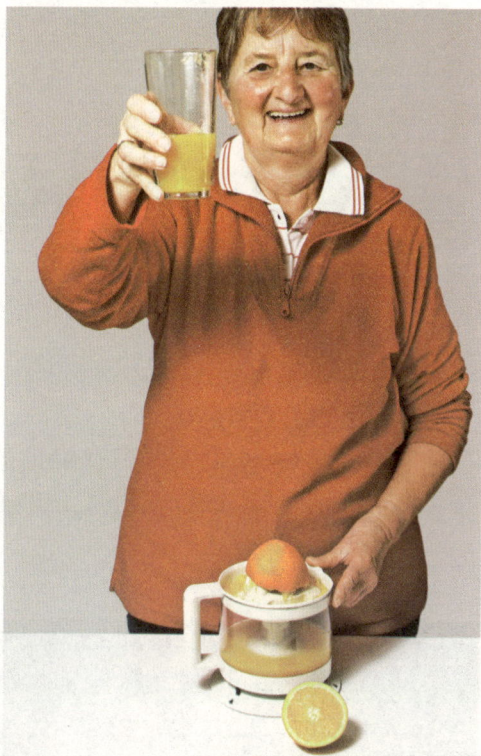

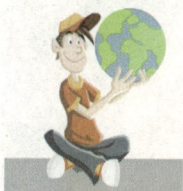

小知识大视野

美国加利福尼亚理工学院进行的一项研究中发现，百岁老人在线粒体DNA上出现相同突变的概率比其他人高5倍。

教授阿塔尔迪博士说："突变改变了线粒体DNA复制的起始点，也许能够加速DNA的复制，从而使得个体能够更快地更换受损的DNA分子。"

换句话说，在复制的过程中，这些分子受氧化损害的影响可能要小一些。因此，具有这种基因突变的人会更加长寿。

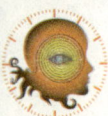

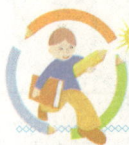

破译大脑的秘密

全球性的行动

堪称万物之灵的人类确有绝顶的聪明与智慧。然而，尽管人类创造出令人惊叹的种种奇迹，人脑对其自身的认识却始终充满了不解之谜。

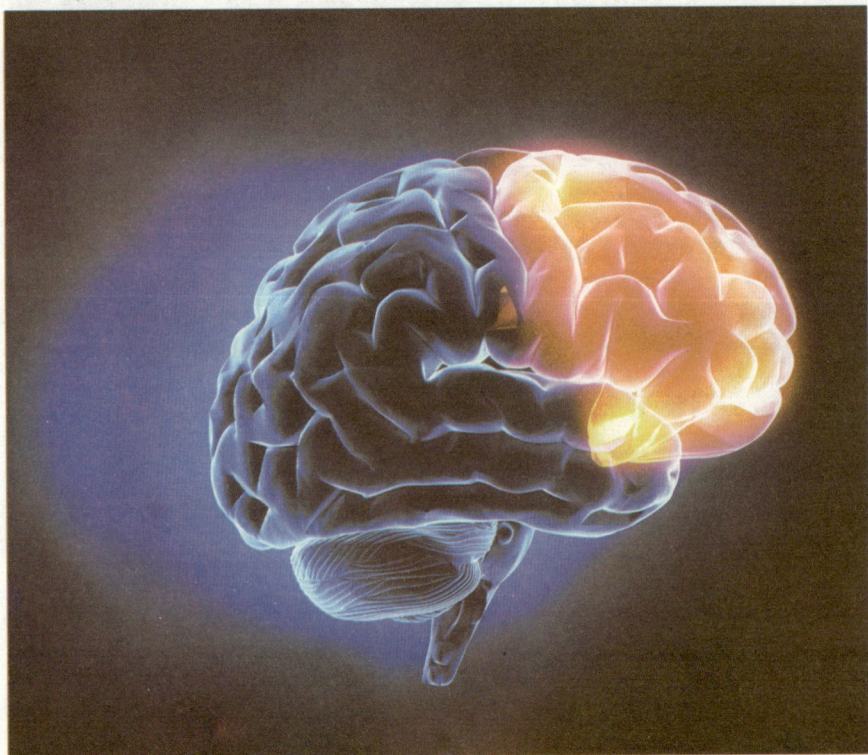

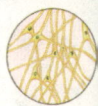

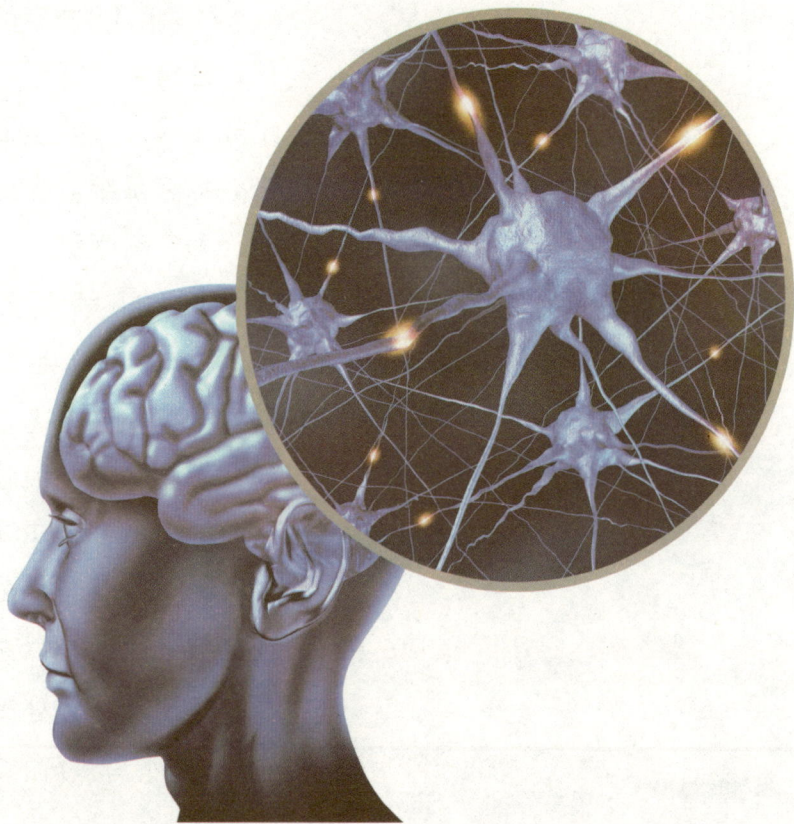

　　1989年，在科学界的倡议下，美国国会通过了命名1990年1月1日开始的"脑的10年"提案，并由总统签署实施。这是美国国会首次对一个具体的科学领域作出有效期长达10年的决议。这一议案很快得到国际科学研究组织的热烈支持，并且希望世界各国的脑研究机构能赢得政府的支持，从而使"脑的10年"成为全球性行动。

令人费解的大脑活动机理

　　人类仍然无法解释大脑活动的机理，即大脑的工作原理及其微观机制。

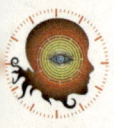

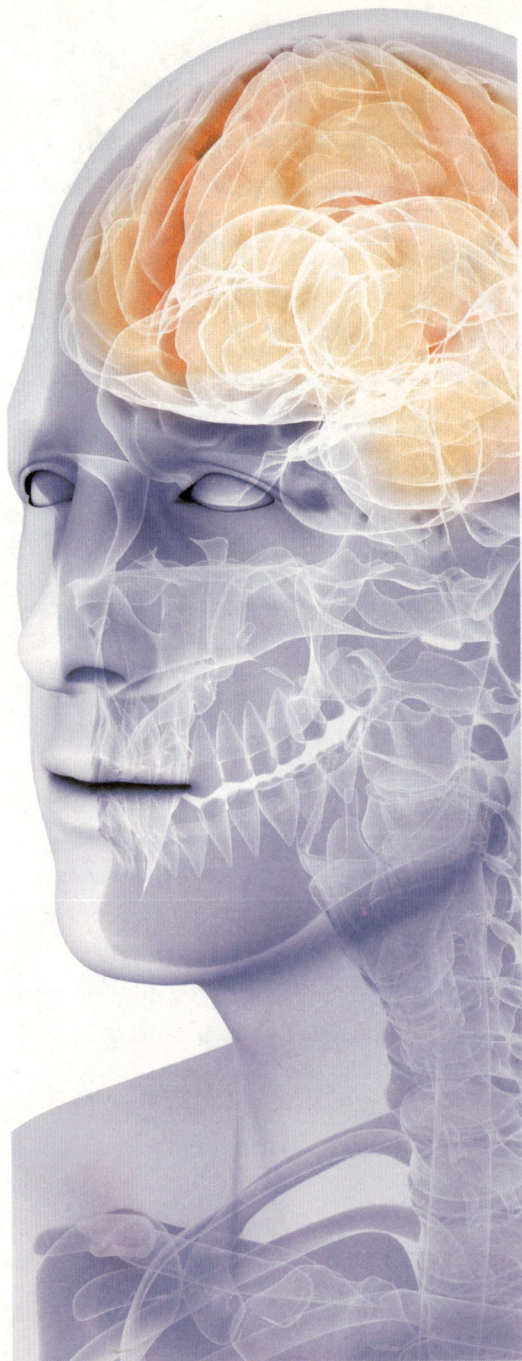

起源于19世纪的现代神经科学，直至20世纪50年代才开始全面地研究神经系统。在此之前，神经科学是一个鲜为人知的神秘领域。

多年以来，尽管人们对人脑的许多区域中的神经细胞的功能特性已经有了透彻的了解，但是，人脑又是如何处理信息的呢？是序列式处理还是并行式处理？它们又是怎样进行的？

科学家们仍然无法做出阐释，对于由这些特性产生的人类所特有的思维、理解力和感情等高级功能仍是一知半解。对于科学史上屡次提到的重要思维活动——人在创造性思维中的领悟和直觉的自然

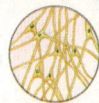

发生则知之甚少。

生病的大脑

关于脑功能和结构异常引起的疾病问题。譬如会产生思维障碍、幻觉、妄想、精神活动与现实活动脱离等症状的精神分裂症，世界上大约有10％的人口患此病，但是，科学家们仍然找不出它的病因；再就是癫痫和老年性痴呆，尤其是后者，在病人脑中会产生一种特殊的蛋白质沉积，这种蛋白质是如何产生的？它在发病过程中起什么作用？仍然是未知数。

对于这三种侵蚀着全球15％至20％健康生命的无形杀手，人类却束手无策。

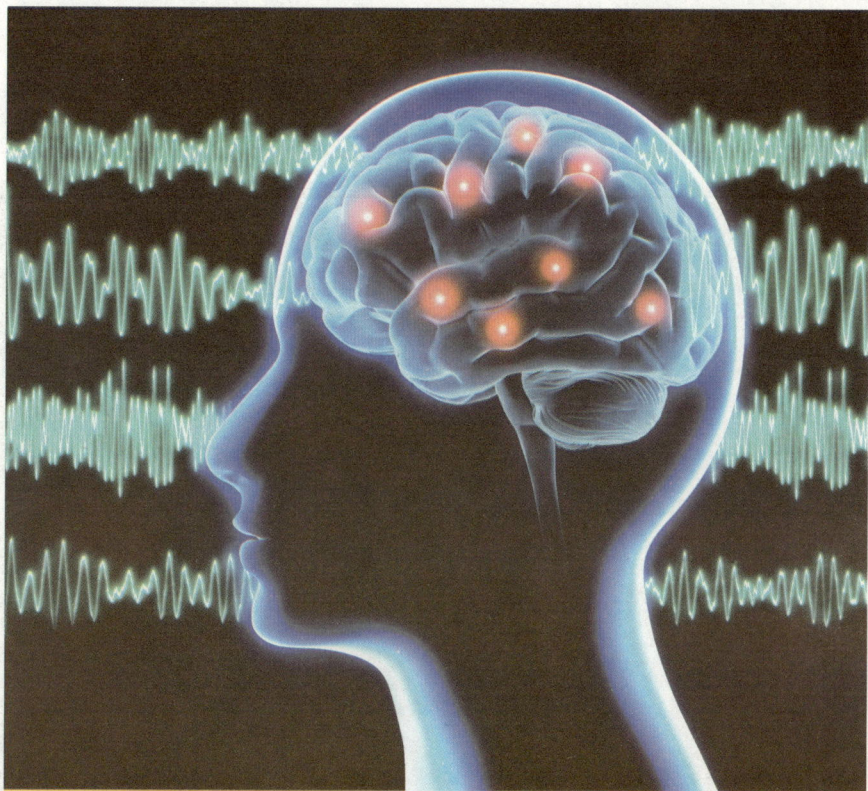

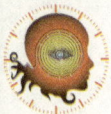

破译大脑的秘密

关于脑的精神活动与人体免疫力的关系问题。有些疾病似乎与脑并无直接关系，如肿瘤、感染等。但是，它们的发病往往是由于机体与环境相互作用时，机体的反应能力发生变化而诱发的。科学家们通过动物实验表明：

癌症的发生虽然不直接来自神经系统的紊乱，脑的精神活动却可以影响机体的免疫功能。从而使机体识别和清除肿瘤细胞的能力降低，间接引发癌症。

一些精神因素作用于神经系统，也可导致机体免疫力的降低，从而诱发感染。另外，高血压、溃疡病等也都与精神因素有密切关系。

倘若人类能破译大脑的秘密，这些疑难将会迎刃而解。

最后，人类尚没有适当的模型来表述自己的思维活动，更不

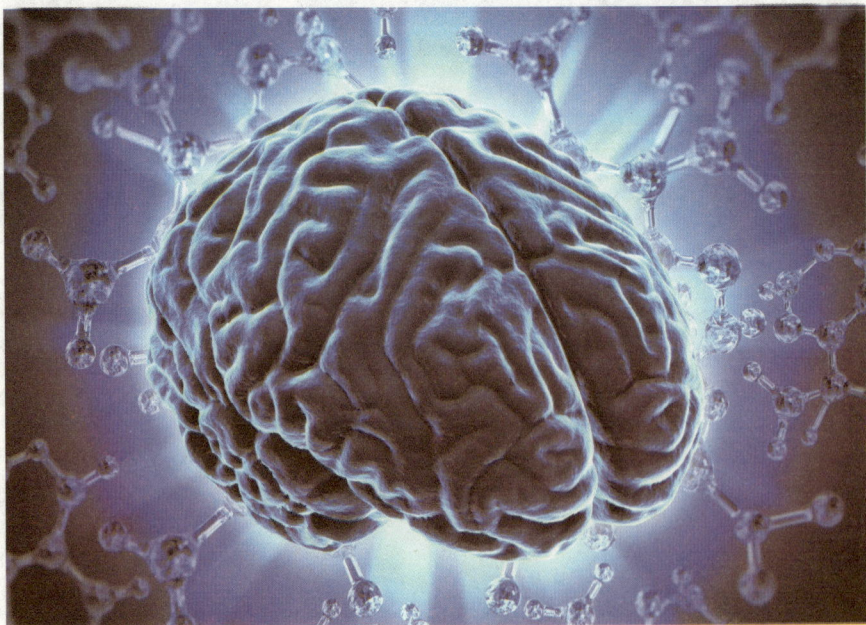

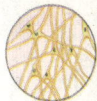

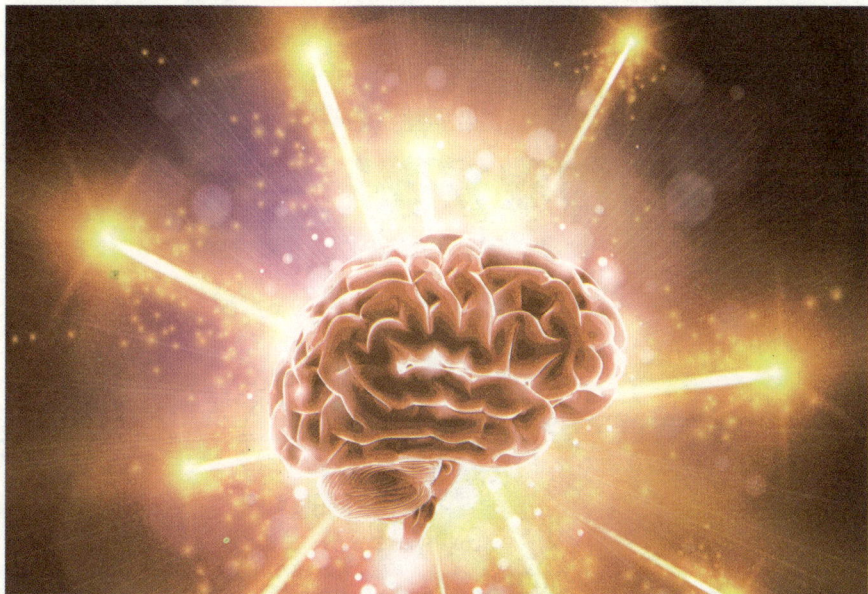

用说把它们模型化了。然而，对人脑的认识和模拟是依赖于这样的模型的。在《皇帝的新脑》一书中，彭罗斯指出：任何计算机都不可能具有人脑的所有功能。那么人脑什么时候才能完成认识自身呢？

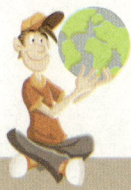

小知识大视野

　　《皇帝的新脑》一书讲述的是，对电脑科学、数学、物理学、宇宙学、神经和精神科学以及哲学进行了广泛、深入浅出的讨论，体现了作者向哲学上最大问题即"精神—身体关系"挑战的大无畏精神。这本巨著重新衡量相对论和量子理论。作者提出他对现代物理及人工智能的新看法，建议人们必须彻底改变时间与空间的观念。

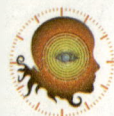

人的相貌揭秘

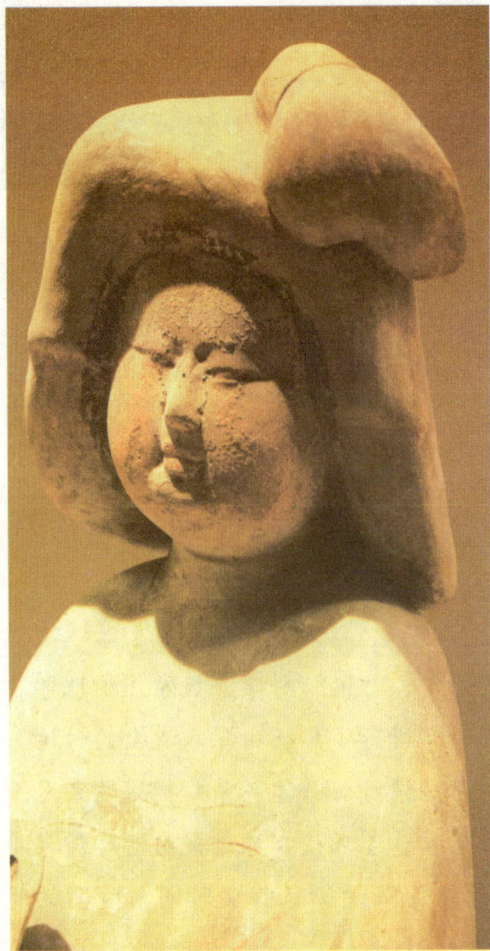

人的貌相

我国的相面术把人的脸形和五官形态与人的贵贱等联系起来，这是过分夸大心智对外貌的作用，陷入唯心的境地。

从这点看，俗话所说的"人不可貌相"是有一定道理的。

然而，从某种意义上来说，人却是可以貌相的。因为一个人的外貌除了很大程度上是爸妈给的外，也受各种环境条件及个人心理素质等影响。

因此，可以说，人的外表，尤其是人的脸部是

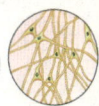

其过去已接受的各种信息的聚合体。

科学家们从不同角度得到他们的所需要的第一手感性知识。

人类的族谱

可以认为，脸是人类的"族谱"。人类学家根据人的体表特征，如皮肤和眼睛的颜色、头发的颜色与形状、头骨的类型、鼻子的高低、嘴唇的厚薄及身材的高矮就可以判断其人种和"籍贯"。

比如，生活在欧洲、北非、西亚、北印度及美洲的多是白种人。

这些地区太阳光微弱，紫外线也弱，因此当地人皮肤中的黑色素含量低，肤色白皙。

他们的头发质地柔软，为亚麻色，略微有点

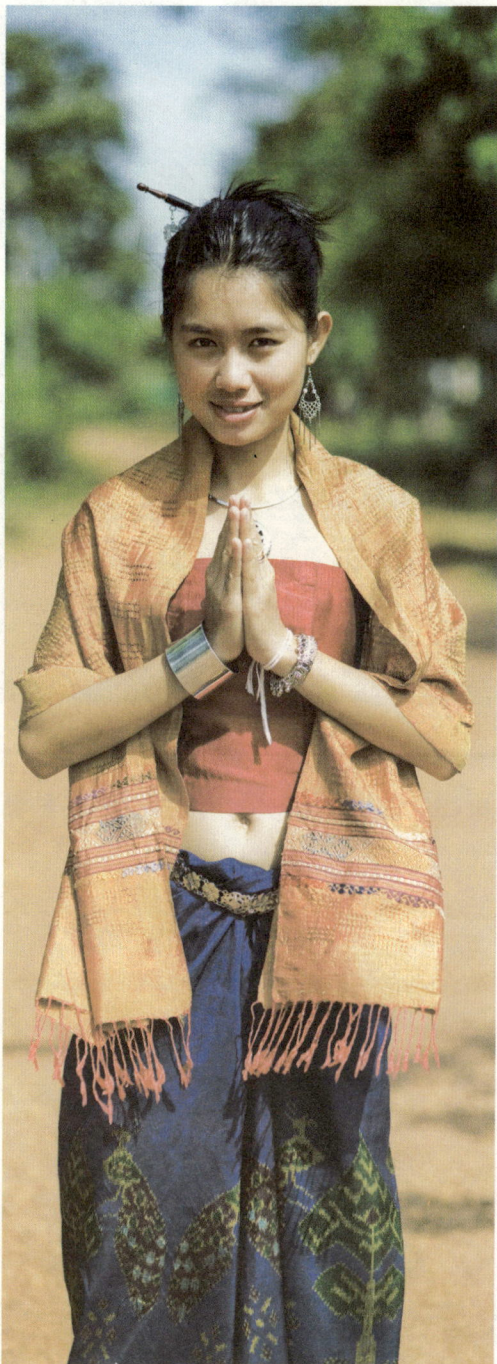

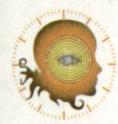

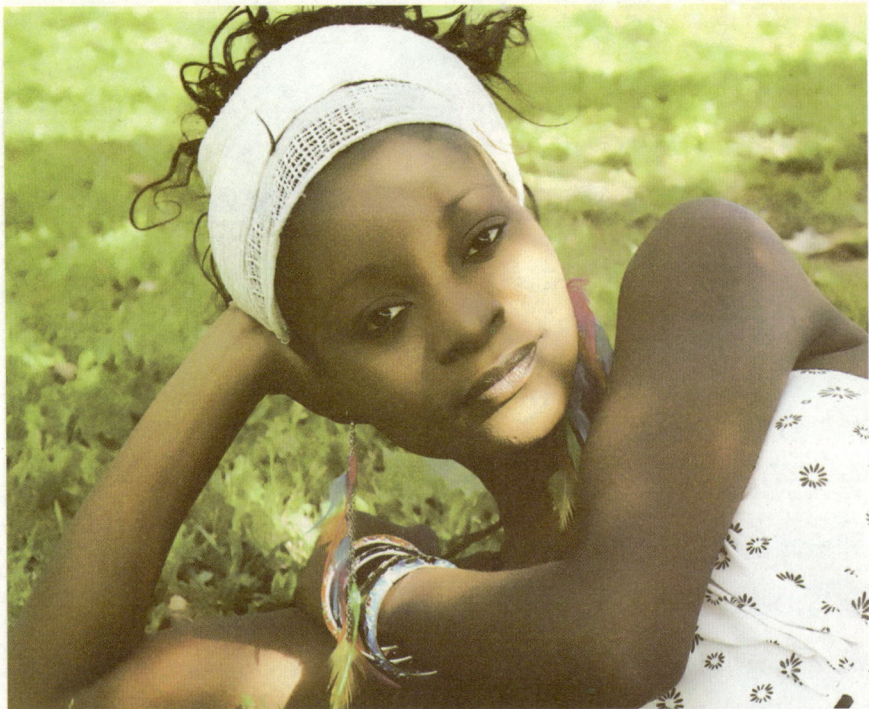

透明，这样的头发容易吸收太阳光；他们的鼻子狭而高，并显著突出，鼻子纵径大于横径，这样鼻黏膜面积相对大些，有助于温暖、湿润地吸收寒冷、干燥的空气，使肺得到保护。

就同一人种而言，由于居住的地理环境不同，脸部特征也有所不同。

如生活在我国东北部地区人的脸形一般是上下部较宽大，也较长，肤色较白；而福建、广东等南方一带的人，脸的上下部较窄，也较短，肤色也较黑。

人体病兆的晴雨表

医生认为，脸是人体病兆的"晴雨表"。我国传统医学说，"头为精明之府"，12经脉，365络，"其气血皆上注于面"。

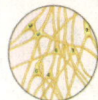

在中医的"望、闻、问、切"四诊中，"望"列首位，而"望"主要是指望脸。

近来新兴的交叉学科——全息生物学，也认为脸部是整个人体的缩影，贮存着身体各部位的信息，这进一步证明了中医望脸的科学性与正确性。

中医极为重视人脸的气色。正常人气血旺盛，面部光泽红润，而患病后或为苍白，或为红赤，或为萎黄，或为青紫，或为暗黑。

有一种叫"白化病"的遗传病，患者脸色洁白如雪。

同时，面部的五官形态对于诊断也十分重要。

如鼻根部低下，眼梢

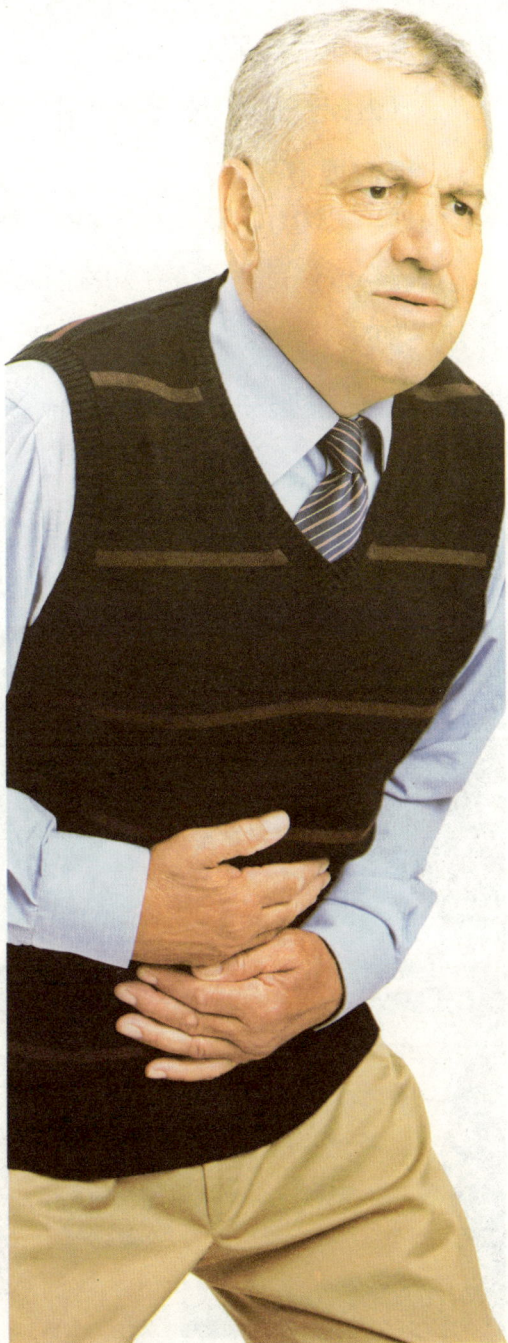

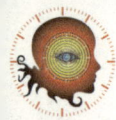

外斜，眼珠圆，半张着口，舌尖常伸出口外，这多是先天性神经系统发育不全的痴呆人；面部肌肉虚肿，色苍白，脸宽，眼睑增宽，表情迟钝，多见于黏液性水肿患者。

心理透视镜

心理学家认为，脸是人心理的透视镜。

拿破仑曾说过："人在40岁以后要对自己的脸负责。"这话具有一定的科学性。人的心理状况对外貌的影响是通过脸部肌肉的活动来实现的。在人类发展史上，表情最初具有适应的意义。

达尔文在《人类和动物的表情》一书中指出，现代人类的表情和姿态是人类祖先表情动作的遗迹，这些表情最初曾经是有用的，如愤怒时咬牙切齿、鼻孔张大等表情是人类祖先在与野兽搏

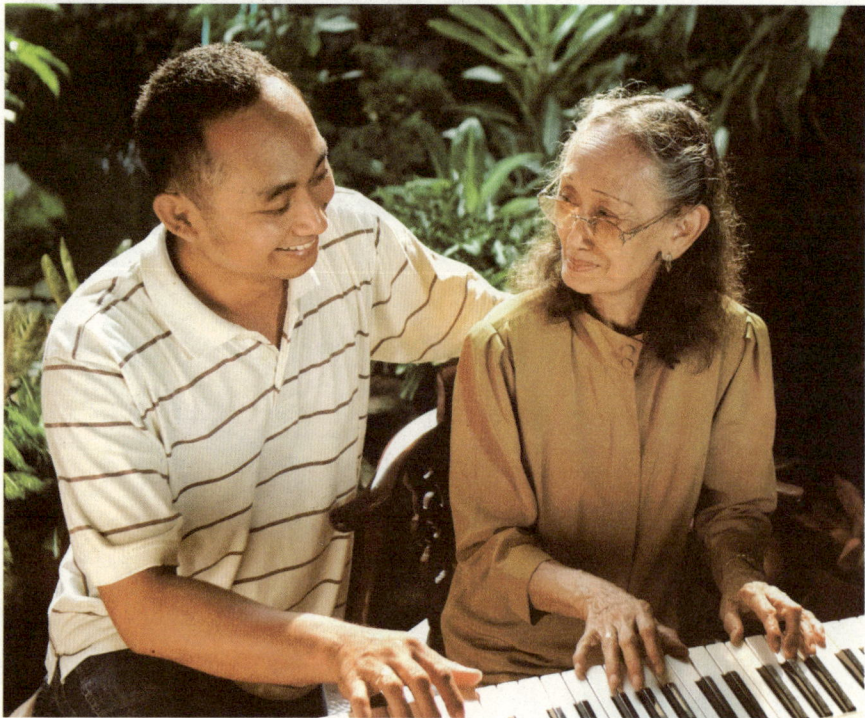

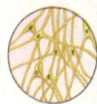

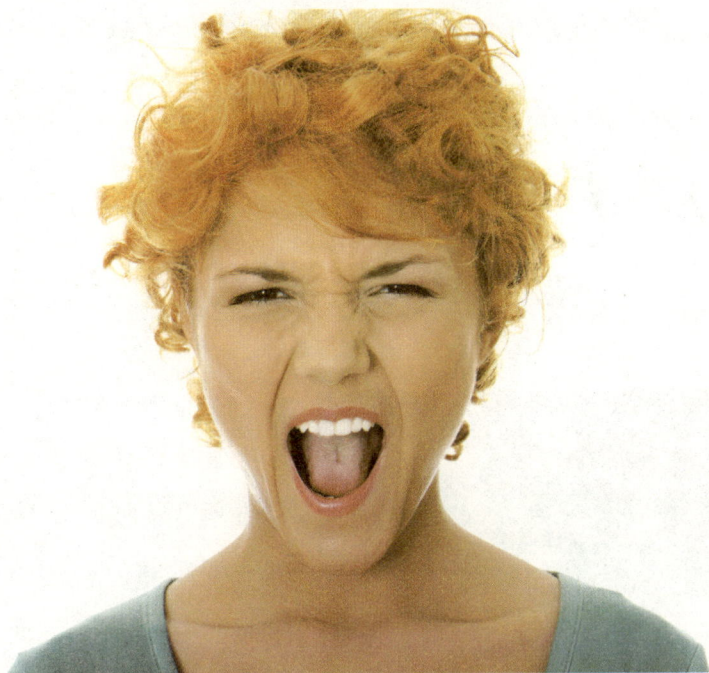

斗中的适应动作。经过长年累月的使用，这些表情被遗传下来。其他的一些表情也都是从古至今人类劳动生活遗留的痕迹，虽然有些不易察觉，但却客观存在，无法更改。

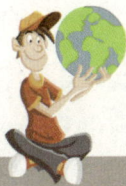

小知识大视野

面部表情，即眼、眉、嘴等的变化，最能表现一个人的情绪：高兴时嘴角往后伸，上唇提升，双眉展开，两眼闪光，所谓笑容满面；悲哀时头部低垂，嘴角下歪，眉头紧锁，所谓哭丧着脸……这种心理状况长期作用于脸部，结果使每个人的不同性格在脸部得以一定的映现。

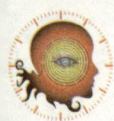

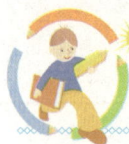

人有三只眼的传说

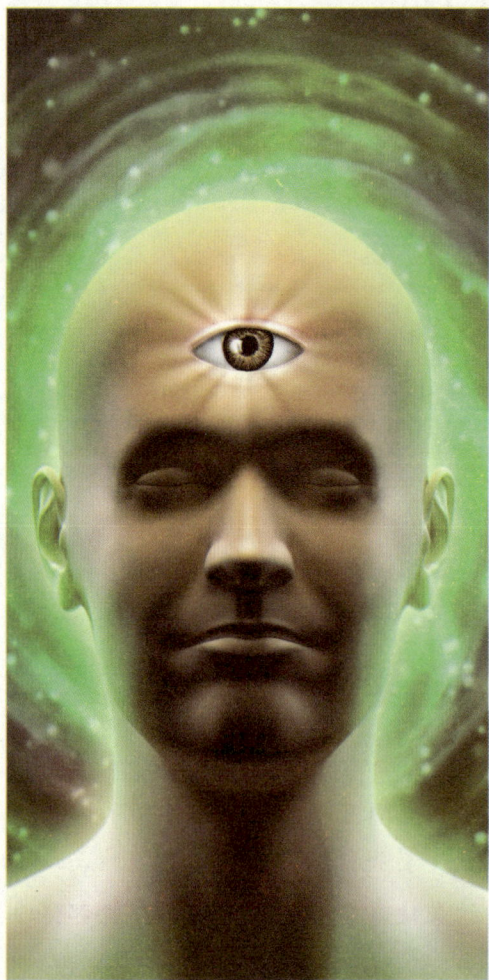

传说中的三只眼

在神话传说中，许多神仙有3只眼睛，除正常的一双眼睛外，另有一只眼睛长在额头上，而且这只眼格外有神力。《西游记》中的二郎神就是用这第三只眼看出小庙是孙悟空变的。

《封神演义》中的闻太师也是3只眼。民间传说中的"马王爷"同样有3只眼，民间有句俚语"不知马王爷长着3只眼。"

神话归神话，自然与现实不同。不过，也许你想不到，其实你、我、

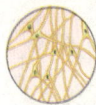

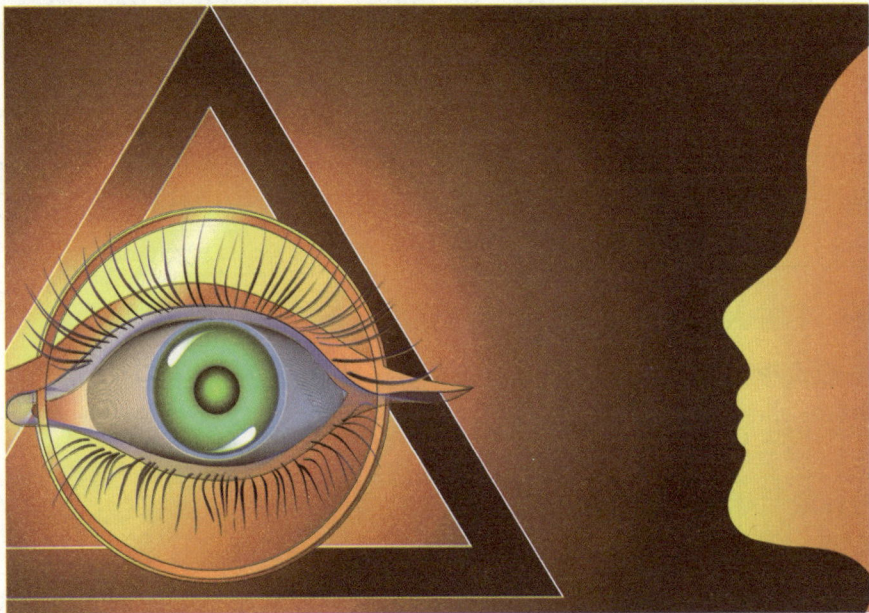

他，虽然不是神仙，却同样长着3只眼！

生物界的三只眼

希腊古生物学家奥尔维茨在研究大穿山甲的头骨时，发现它两个眼孔上方还有个小孔，成品字形，这引起他很大兴趣，经反复研究，证明这是个退化的眼眶。

这个发现在生物界引起了震动，各国的生物学家纷纷加入研究行列。结果发现鱼类、两栖类、爬行类、鸟类、哺乳动物甚至人类，都有3只眼睛。

隐形的第三只眼

我们通常忘记了自己的第三只眼，或是从来没有想过它的存在，这是因为这只额外的眼睛已离开原来的位置，深深地埋藏在大脑里，位于丘脑上部，并有另外的名字"松果腺体"。

在大多数脊椎动物中，例如蛙，第三只眼见于颅顶部的皮肤下。蜥蜴的第三只眼虽然被鳞片遮盖着，但也能在皮下找到。科学家们发现，冷血动物把第三只眼当作温度计了，可以测量周围的温度。在两栖动物中，第三只眼可根据光的强弱调节皮肤颜色。而人的第三只眼已经变成专门的腺体，而且很独特，除了松果腺体以外，再也没有其他腺体具有星形细胞，这不是普通的细胞，它在大脑半球中含量十分丰富。至于腺体和神经细胞为什么如此盘根错节地缠绕在一起，人们还不太清楚。

第三只眼的功能

现在第三只眼的功能和眼睛相比虽是"差之千里"，但还是有点"藕断丝连"。松果腺体对太阳光十分敏感，它通过神经纤维与眼睛相联系。当太阳光十分强烈时，松果腺体受阳光抑制，分泌松果激素则少；反之，碰到阴雨连绵的天气，松果腺体则分泌出较多的松果激素。松果激素有调节人体内其他激素含量的本

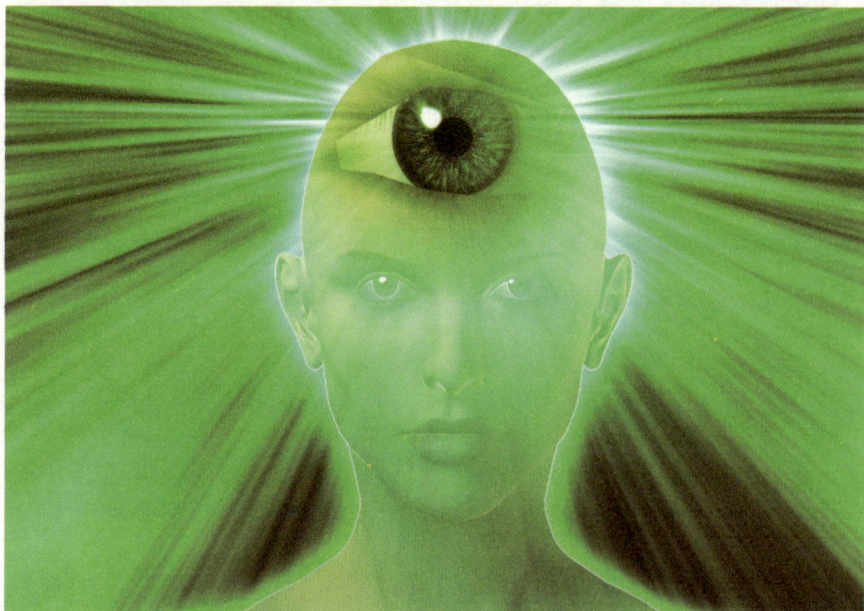

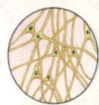

领，因此当阴天时，松果腺体分泌出较多的松果激素。而甲状激素、肾上腺素的浓度相对降低，这些激素是唤起细胞工作的，若相对减少，人就显得无精打采、萎靡不振；天气晴朗时，松果腺体受到强光的抑制，体内其他激素增多，人们就显得生机勃勃、情绪良好。

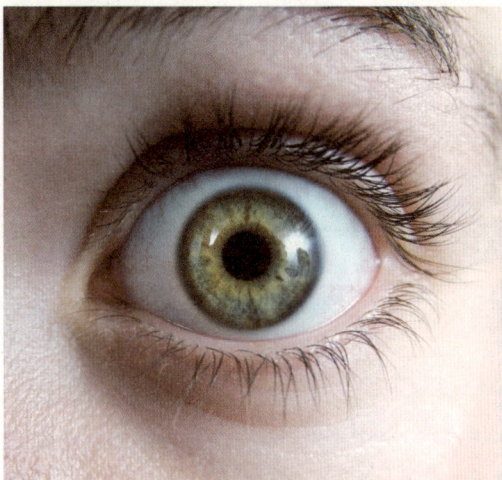

另外，通常人晚上的血压比白天低，这也是因为晚上没有阳光，人的松果激素增加，压抑了其他激素的缘故。

在人和动物身上的实验表明，尽管松果腺体的功能可能随时间推移发生变化，但是从生到死，它一直在积极地起着作用。

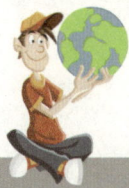

小知识大视野

人们发现在第三只眼的组织中含有钙、镁、磷、铁等晶体颗粒。新生儿根本没有这种奇怪的"脑砂"，在15岁以内的孩子中也很少见，但是15岁以后，脑砂的数量开始逐年增加。

俗语说："眼睛里容不得沙子。"如果眼睛里落进小沙粒，人无法忍受。可是第三眼中有那么一小堆沙子，竟不会影响它本身的功能，这真是令人难以置信。

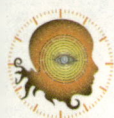

眨眼的原因

眨眼的原因

　　人们常把短促的时间称为"一眨眼的工夫"。一个人一天平均眨眼15000次，每次眨眼的持续时间不超过0.1秒。人通过眨眼可以保持眼球表面的洁净和明亮。但是，如此频繁的眨眼仅仅是为了保护眼睛吗？

　　科学家对此进行了研究，新的研究成果告诉我们，眨眼与心

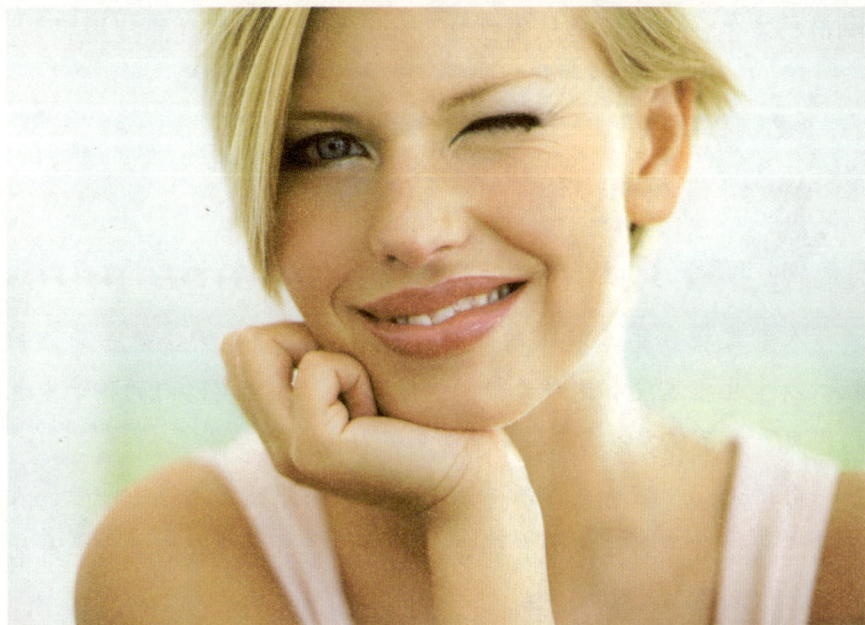

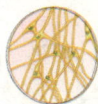

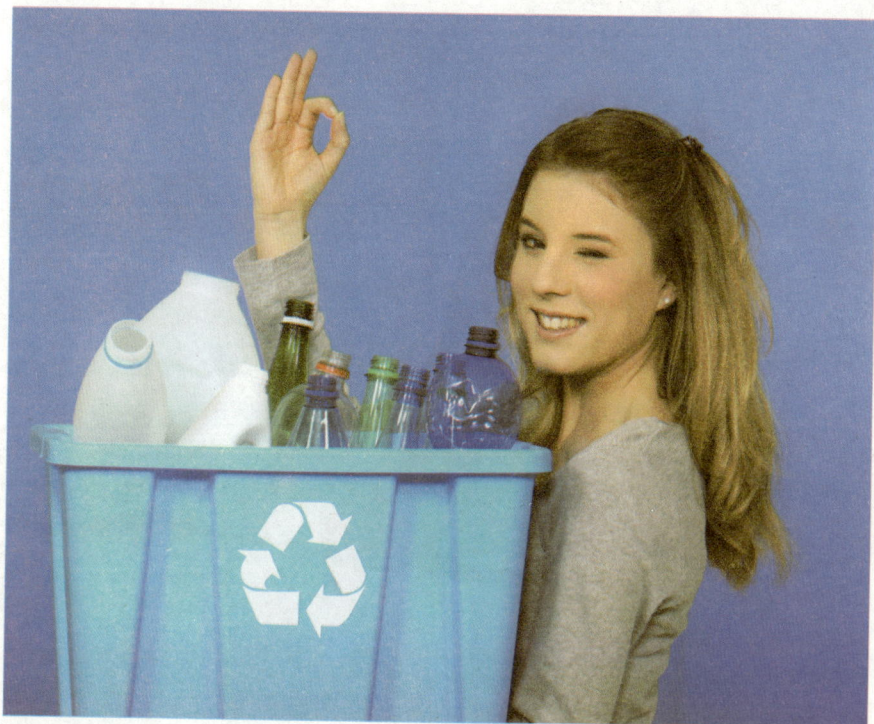

理密切相关。

探索眨眼之谜

世界上最早将眨眼与心理联系在一起的是爱丁堡大学的科学家庞德和肯尼迪。

他们确认,一个人不论在戈壁滩上跋涉,还是在热带雨林中穿行,其眨眼的速率不变。也就是说,眨眼与气候条件无关,但与完成的不同任务和疲劳有关。

科学家们对从事视觉活动的人进行了认真的研究,那些在迷宫中寻找路线或在两条平行直线之间画另一条直线的人眨眼很少,而疲劳过度者、发怒者、兴奋者的眨眼则十分频繁。由此可以判断,眨眼与思维存在着某种联系。

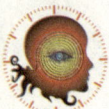

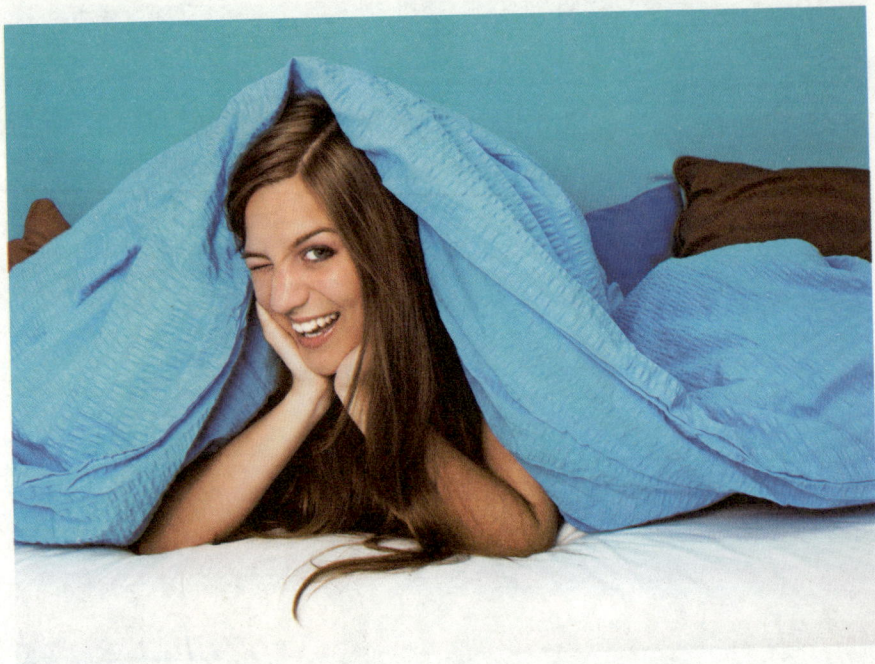

后来，随着心理学家和神经医学家对眨眼的进一步探索，眨眼的奥秘逐渐被揭开。

　　研究者使用红外线、照相机和电极测量了各种人眼睛周围神经和肌肉的电脉冲，发现当一个人处于警觉、厌烦、焦虑、专心致志等不同状态时眨眼速率及持续时间明显不同。有趣的是眨眼恰好发生在停止观察和开始思考的瞬间。

生活中的眨眼

　　研究者证实，阅读小说的人与谈话的人相比，前者每分钟平均眨眼6次，后者为12次。

　　在市区街道上开车的汽车司机的眨眼次数明显少于行驶在城外高速公路上司机的眨眼次数。

　　最能说明问题的是，如果司机意识到与一辆高速开来的车潜

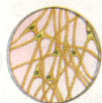

伏着相碰危险时，其眨眼次数几乎为零。

其次，眨眼还是焦虑的"晴雨表"。初学驾驶直升机的飞行员比教练员眨眼次数多；心烦意乱的妇女比内心平静的少女眨眼次数多；面对声色俱厉的律师提问的证人比面对态度温和的律师提问的证人眨眼次数多。这些都与焦虑有关。

眨眼还反映在神秘的人体记忆中。令人惊异的是眨眼恰好发生在大脑认为不再有新信息、记忆形成的时刻。

眨眼的有趣现象

在生活中如果稍加注意，就会发现关于眨眼的有趣现象。比如，当你的目光看到一行字的末尾，或者你还没有看懂而返回重读前面的句子时，你立刻会眨眼。

此时，大脑似乎命令你在各个重要"站台"暂歇，而眨眼则

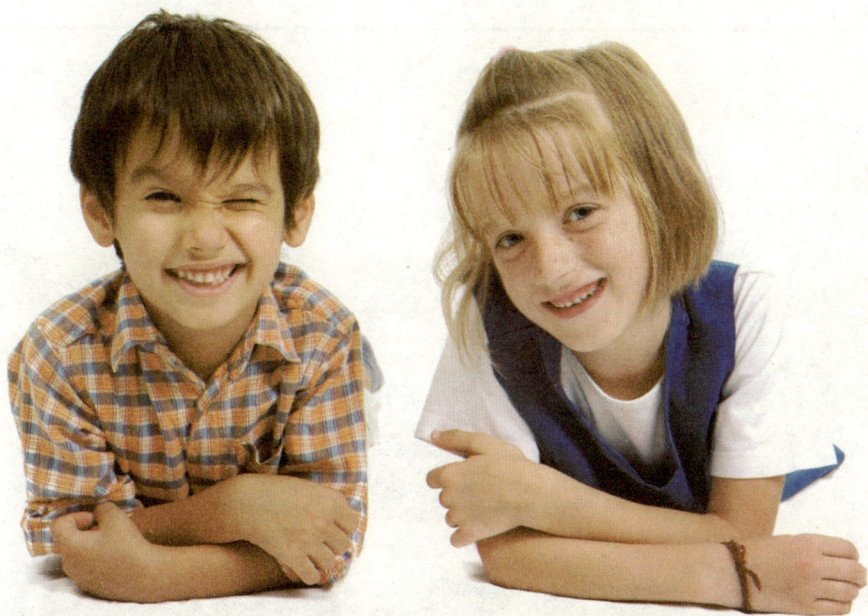

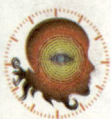

是这个停歇的重要标志。于是，有人形象地称这种眨眼为"思维标点"。他们把低空飞行的飞行员和城区汽车司机短暂而不太多的眨眼叫做"逗号"，而将持续时间长而频繁的眨眼称为"句号"。前者似乎把眼前移动的景物分成了可以处理的各个单元，后者则表示要对吸收的信息再进行贮存或思考。脑电波的测量也完全证实了这种假说。

眨眼的作用

人眨眼其实是一种生理需要。眨眼时，可以让泪液均匀地湿润角膜、结膜，使眼球不至于干燥，保持角膜光泽。如果不眨眼，眼球上的泪膜会很快地蒸发，我们就会觉得眼睛干涩、刺痛、流泪。因此，眨眼实际上是一种保护作用。当风及异物入

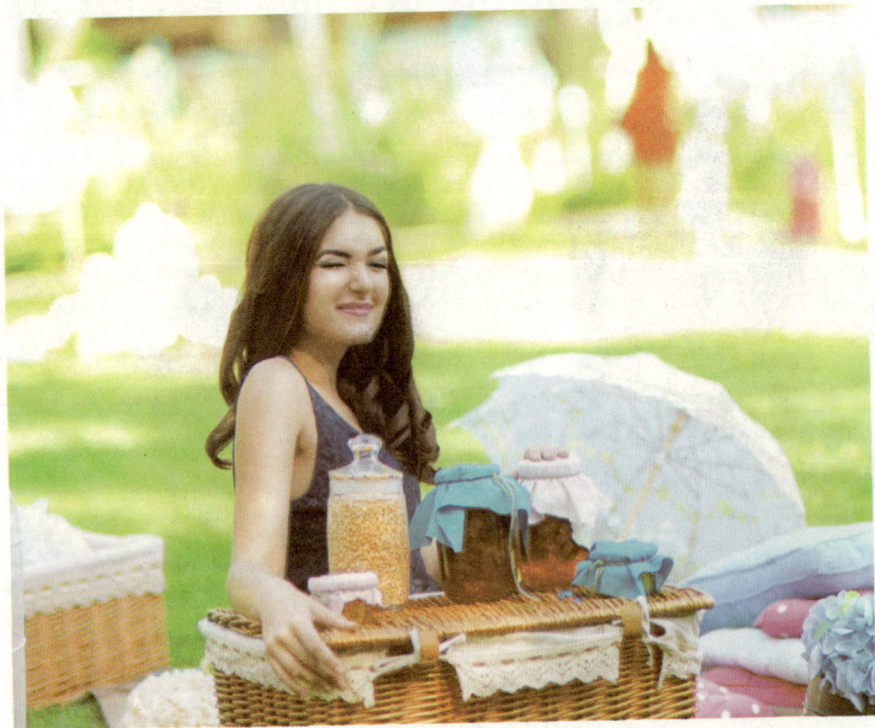

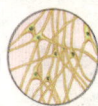

眼，由于异物的刺激，会产生反射性的眨眼，通过眨眼企图用泪液将入眼的异物冲洗掉。不能眨眼或过于频繁的眨眼都属于不正常。有的人由于面部神经麻痹而不能眨眼，因此眼球干燥、疼痛，是很难受的，有的小孩子因模仿别人的眨眼动作，养成了习惯性的频繁眨眼，这种习惯往往一下子难以改掉，让人看起来十分难受，是很不好的习惯，应当纠正。

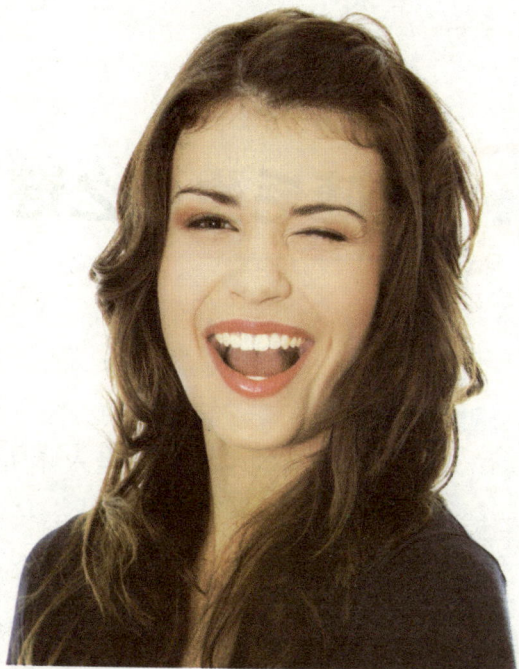

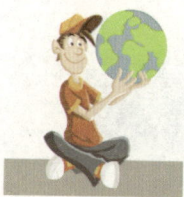

小知识大视野

　　眨眼是一种快速的闭眼动作，称为瞬目反射。通常分为两种，一种为不自主的眨眼运动；另一种为反射性闭眼运动。不自主的眨眼运动，除炎症及疼痛刺激外，通常没有外界刺激因素，是人们在不知不觉中完成的。据统计，正常人平均每分钟要眨眼10多次，通常2秒至6秒就要眨眼一次，每次眨眼要用0.2秒至0.4秒钟时间。

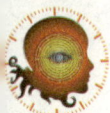

眼睫毛生长之谜

眼睫毛的奥秘

简单来说，睫毛的生命周期是人体所有毛发中最短的，有限的生长活动时间使它不能像头发那样会长得非常长。

睫毛生长在眼睑的边缘，仔细观察会发现上眼睑和下眼睑的睫毛呈2排至3排的分布。上睫毛比较长，平均约8毫米至12毫米，下睫毛稍短，约为6毫米至8毫米。

眼睫毛的生长

睫毛同我们身体上的其他毛发一样是从毛囊中生长出来的，

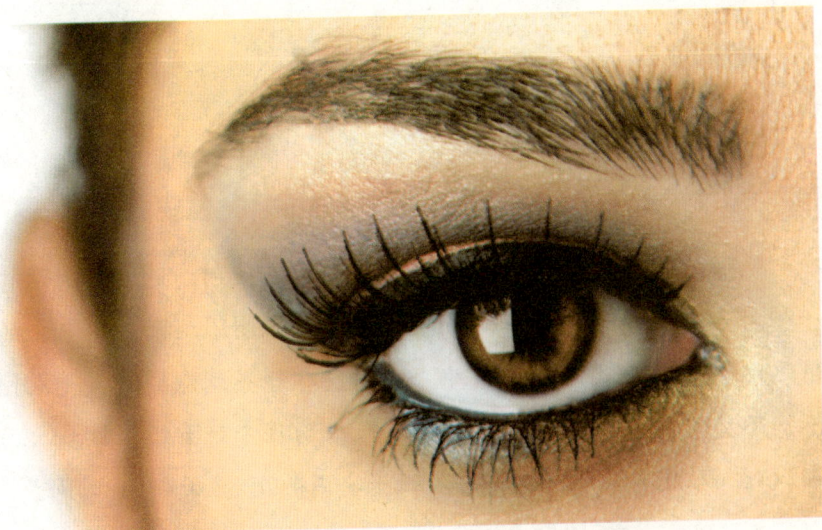

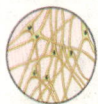

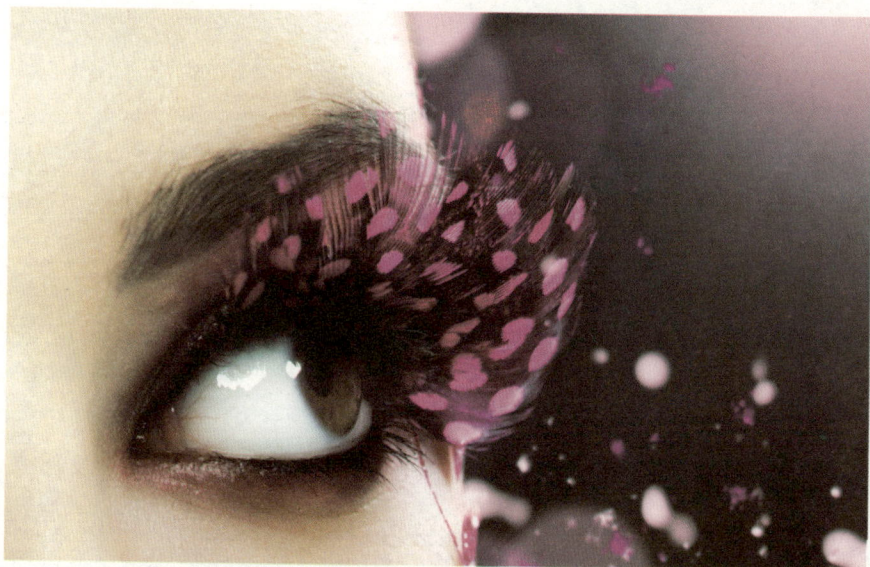

这个微型组织的生发周期可分为三个阶段，即生长期、消退期和静止期。生长期时的毛囊细胞分裂非常旺盛，毛发也会持续地增长。消退期的毛囊细胞停止分裂，毛发自然也就不再生长。到了静止期，毛囊开始萎缩，这时毛发就开始脱落。

头皮上的毛囊的生长期可达2年至6年，所以头发可以长得很长。睫毛毛囊的生长期非常短，只有1个月至6个月，因而睫毛的长度有限。

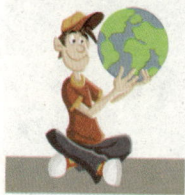

小知识大视野

短短的睫毛对眼睛有重要的保护作用，上下眼睑的睫毛不但具有遮光，防止灰尘、异物进入眼内的功能，而且外界物体接触到睫毛后，会立即引起闭眼反射，从而保护眼球不受外来物的伤害。

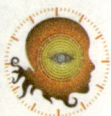

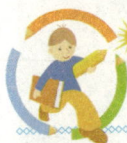

两只耳朵的功能

右耳效应

　　人听声音时，一般都是用两只耳朵一起听的，这样可以听得更清楚，而且听到的是立体声，并可以辨别声音的方向和远近。如果单用一只耳朵，那么哪只耳朵听得清楚些呢？这个问题与左撇子、右撇子还有关系呢！

　　在世界人口中，左撇子只占10％，其余的人都是右撇子。右撇子大脑的左半球接收和处理语言信息更为活跃，在他们身上可

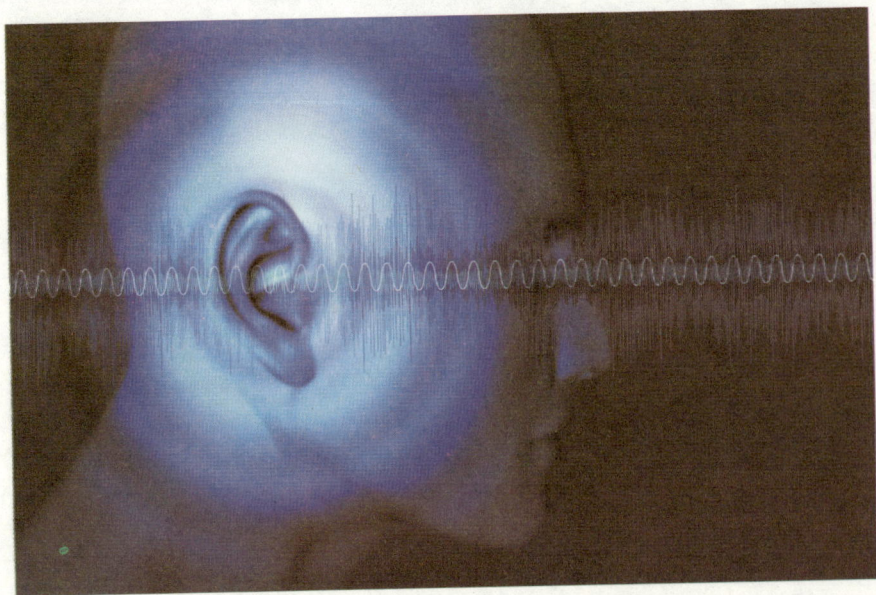

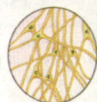

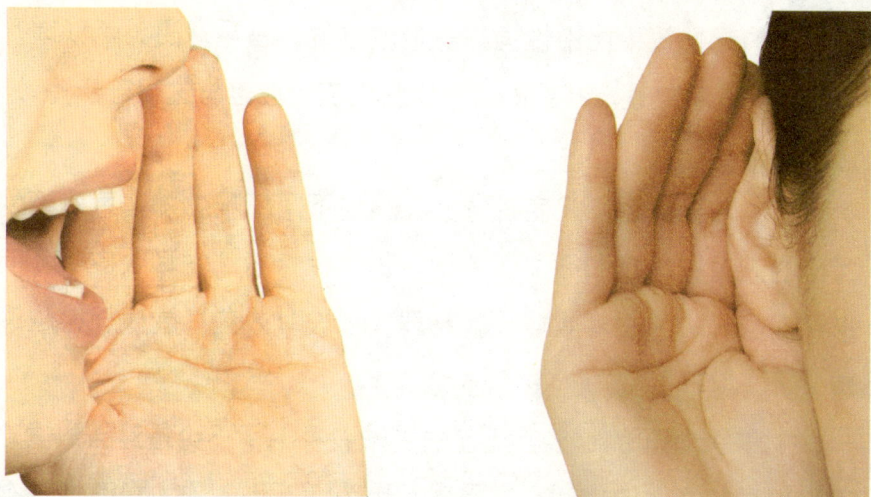

以观测到"右耳效应"。也就是说，在轮流用左、右耳通过耳机听词语时，右耳可更快地领悟词义，更容易记忆单词。

苏联医学科学院西伯利亚分院生理研究所的研究人员证实，神经官能症患者情况正相反，他们左耳听力更好。研究人员进行了临床试验，参加试验的有健康人、患病期不同的神经衰弱患者。接受试验的人轮流用左、右耳听了数十个单词，接着在一分钟的时间内大声重复他们记住的那些词。词语意思可分为中性词和带有情感色彩的词。

试验中，研究人员对受试者进行了生理检查——测定了他们左、右手手背上皮肤电流反应的振幅。众所周知，在大脑左半球更为活跃工作时，左手皮肤电流反应的振幅增加，而右手则降低。所以，通过皮肤电流反应测验，可以知道大脑皮质两半球中哪个半球在这一时刻更为活跃。

科学家在接受试验的健康人身上观测到了"右耳效应"——发现他们能更好地记忆由右耳听到的词，这时，带有强烈感情色

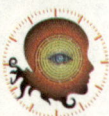

彩的词的记忆效果比中性词好。也就是说，左半球更为活跃地加入了口头信息处理。减弱的右手皮肤电流反应也与这相符合。

左耳效应

而在患有神经官能症者身上观测到不同情况。那些患病不到两年的人对中性词和微弱情感词，仍然保持着"右耳效应"，而患病期越长，"右耳效应"就越弱，"左耳效应"就表现得越清楚了。

在患有约5年的神经官能症的受试者身上，不论是对强烈情感词，还是对微弱情感词，右半球都更为活跃地工作。患有慢性神经官能症而又疏于医治以至患病6年多的人，左耳甚至能更好地接受中性词。

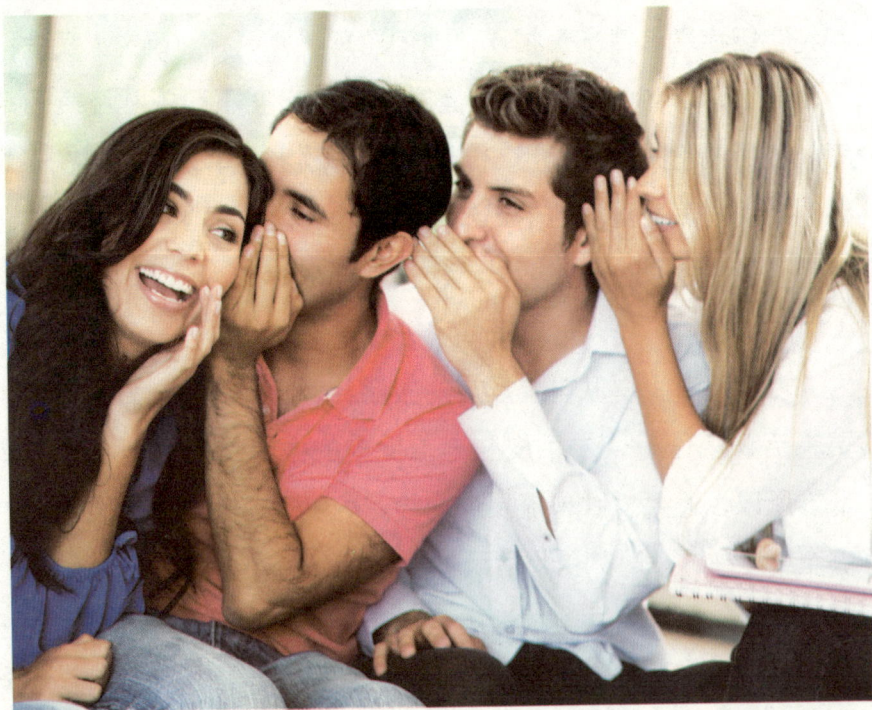

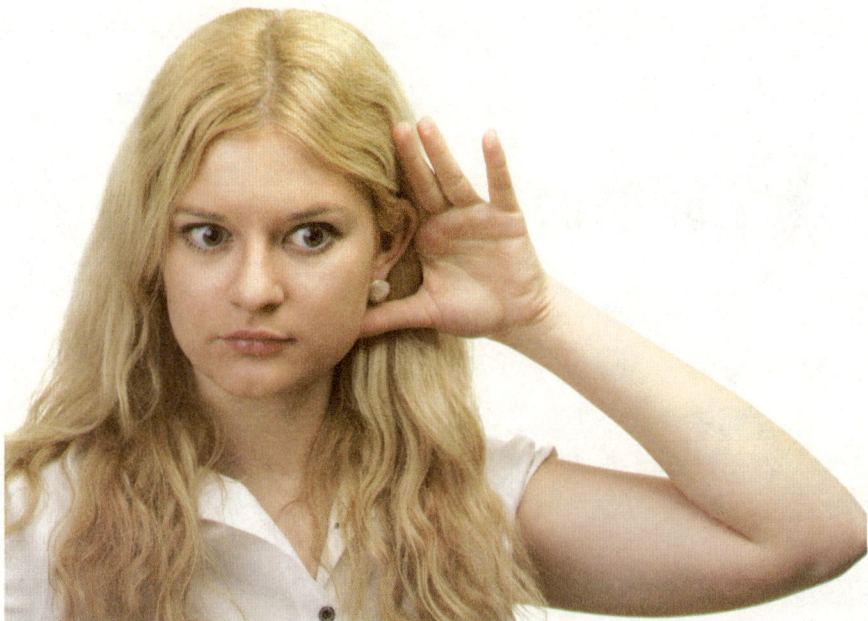

这说明，神经官能症患者的大脑右半球工作更为活跃。

这就证明，在神经官能症的病情增加时，大脑皮质左、右半球间的职能关系会发生变化，左、右半球的"义务"也进行了互换，从而影响到左、右耳听力的变化。

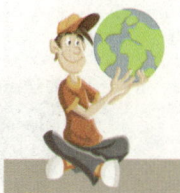

小知识大视野

如果声源发出的声音频率很高，传向左耳的声音有一部分会被人头反射回去，因而左耳就不容易听到这个声音。两只耳朵对声音的感觉的这种微小差别传到大脑神经中，就使我们能够判断声音是来自右方。这就是通常所说的"右耳效应"。与此相对的为"左耳效应"。

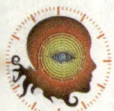

聪明的左撇子

左撇子

在生活中，有人习惯使用右手，称为右利手；有的人习惯使用左手，称为左利手，也叫左撇子。现代解剖学告诉我们，人脑12对神经在脑中是交叉排列的。右利手大脑左半球发达，左利手右半球发达。人的语言、逻辑、读写是由脑右半球指挥的，因此称为"主侧半球"或"优势半球"。

据统计，约70％的人写字、绘画、刷牙、扫地等习惯用右手，约有20％的人能左右开弓，约10％的人在生活中习惯用左

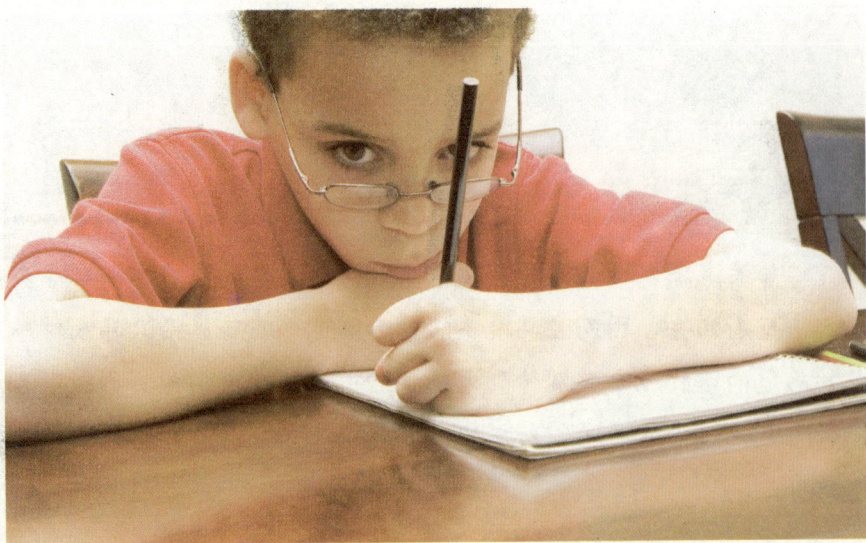

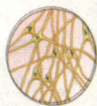

手。在世界名人中，左撇子比比皆是。著名的艺术家米开朗琪罗、达·芬奇、毕加索和喜剧大师卓别林都是左撇子。在奥运会上大显神威的乒乓球和击剑运动员中有一些也是左撇子，第二十二届奥运会上4名击剑冠军中有3名是左撇子。

聪明的左撇子

国外有些科学家经研究发现，左撇子似乎比经常用右手的人聪明些。左撇子还有某些优势。据法国科学家研究，人体右侧神经中枢对信号传递比左侧快。同时，若发生中风，右侧肢体瘫痪大大多于左侧。一些从事幼儿医学研究的专家发现，生来左撇子的儿童若是被父母强行左改右，容易产生言语不清、阅读困难、智能发展缓慢等后果，而且成年后患神经官能症和精神分裂症者也比平常人多出几倍。

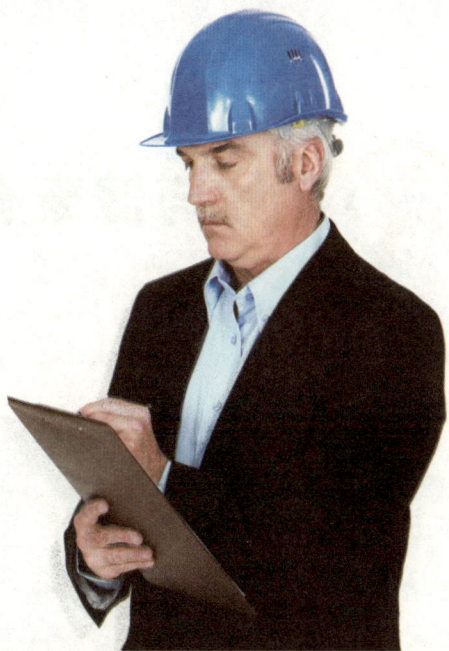

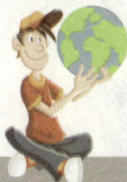

小知识大视野

左撇子与遗传有关。既然左撇子处于大脑优势半球的直控下，就理应扬长避短，若强行纠正，反而不好。

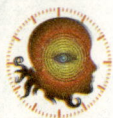

手纹与健康有关

人的三条掌纹

　　掌纹的纹理走向较复杂，主要有3条大纹：始于拇指与食指间的虎口向腕侧包绕整个大鱼际的大纹，即生命线；

　　与生命线同起点或分开起点斜向延伸到小鱼际的大纹，即智

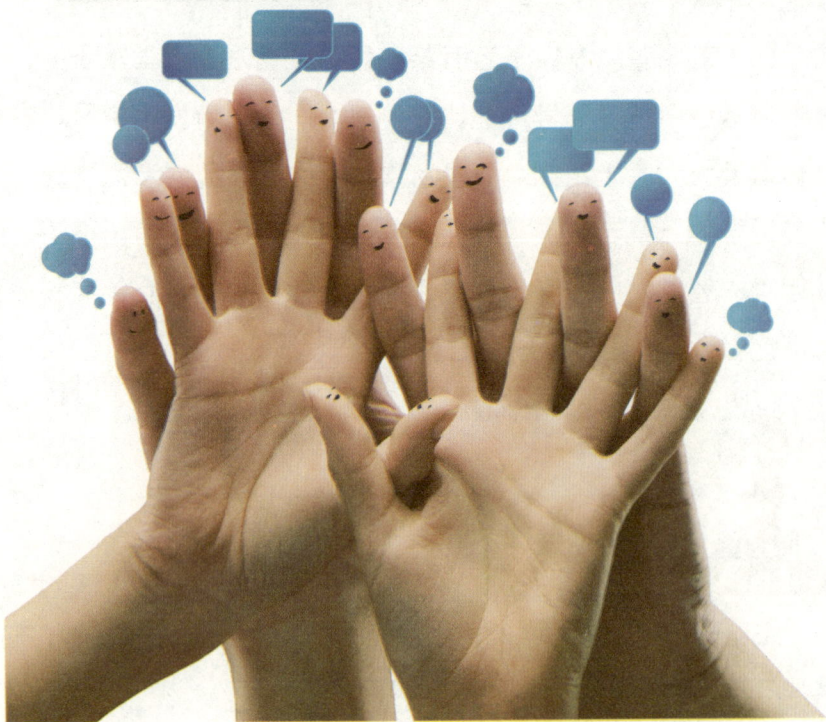

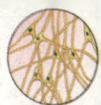

慧线；从小指根下发出直趋食指根部的大纹，即感情线。这3条线人人都有，此外，还有些辅助线，有的人不存在，如起于近大鱼际，斜行向小指根部的方向延伸的健康线等。

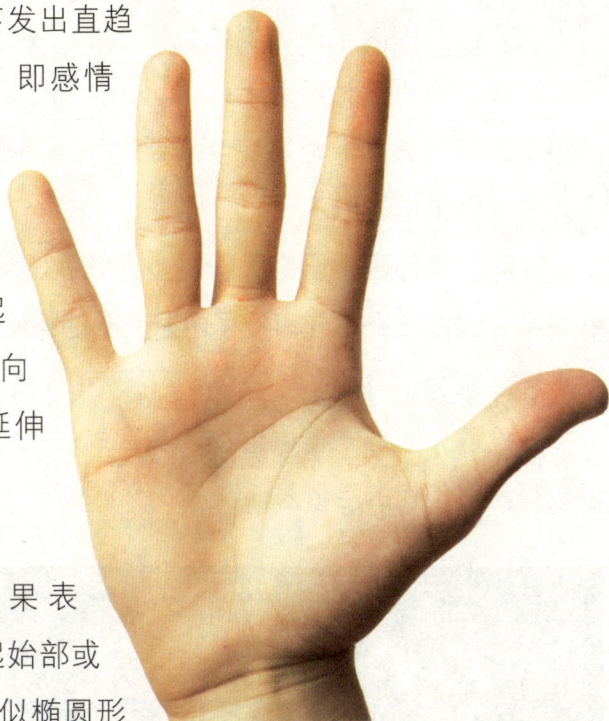

掌纹预告

医学统计结果表明：在生命线的起始部或前1/2部分出现类似椭圆形纹线，常常表示消化系统比较薄弱，较易患消化性溃疡病、慢性胃炎以及消化不良或肝胆的疾病；如果感情线达到食指下方，智慧线达到小鱼际上，则表示可能患高血压病；如在生命线上有数量不一的小横纹切过，则表示有神经衰弱或有较大的精神压力，多愁善感，比较神经质……

变化多端的掌纹

人们在日常生活中，疾病会不断地侵害身体，掌纹也会随之不断地发生改变。当某些疾病康复不完全时，手掌上对应的病理纹也就不会完全消失。日久天长，掌纹会变得杂乱无章，通过手掌形状、颜色、纹理、指甲、皮纹的观察达到诊断身体疾病和疾病隐患的目的。另外可以通过手掌的穴位刺激，起着直接调理肌

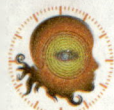

体的功效。掌部医学的最大优势在于：科学、方便、学习简单，容易普及。特别是诊断时无痛苦、无损伤、耗时短、不需要昂贵的设备、节省开支。能够完全清晰地发现那些微小但是危险的病变，可以提早预防。

目前，掌部医学研究工作逐步得到我的国家相关部门的认可和重视，国内已经率先审批了两家专职的科研机构。

多种多样的手纹

手纹常见的形式有箕形纹和斗形纹。此外，还有一种不常见的纹理呈波浪状的弓形纹。

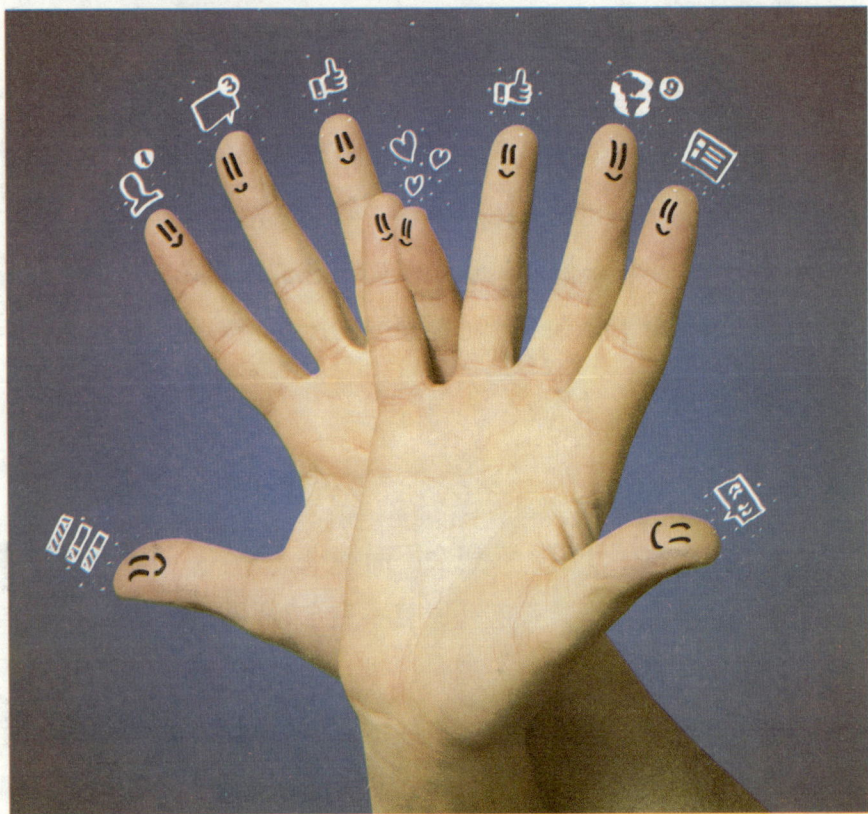

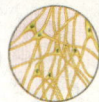

手纹对于判断遗传疾病十分有参考价值。正常人反箕纹出现率为5.6％，先天愚型患者，约有2/3为通贯掌，无名指和小指是反箕纹；

弓形纹正常人出现率为4.8％，而染色体畸形的遗传病患者，其手掌也多为通贯掌，指纹有多个弓形纹，甚至10指都是弓形纹。这么说来，人的手纹的确与健康、智力有着密切的关系。

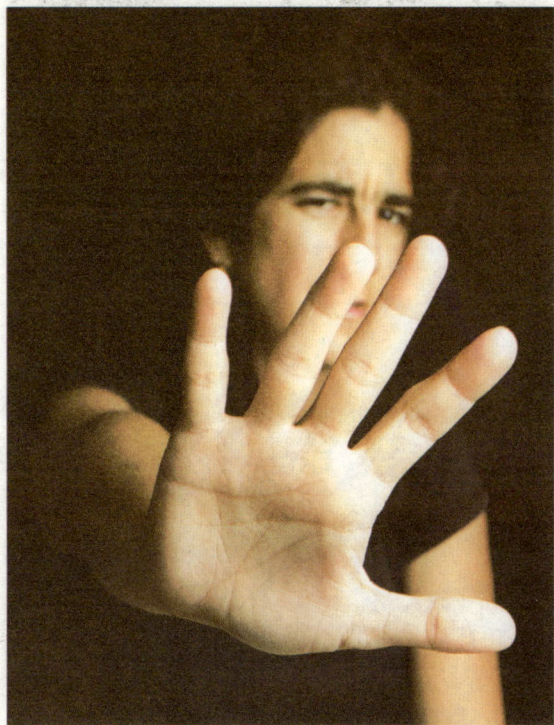

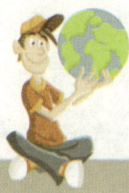

小知识大视野

掌纹学，是一门实践性很强的科学。在美国和日本也出现众多掌纹医学专家。它之所以有生命力，最根本的一点在于临床有效，不论肤色人种，南北气候关系影响，一律通用，并且简便又经济。不需仪器设备，又无任何副作用，即使在火车上、飞机上也可以进行观察检查，能得出较为准确的结论。

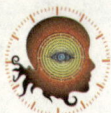

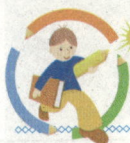

人体的奇异幽香

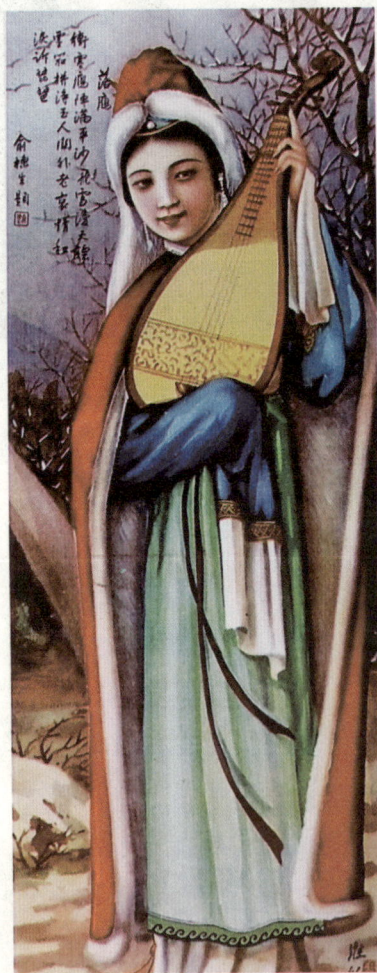

芬芳馥郁的美人

我国历史上曾有一些女性，因体中有幽香而得到帝王之宠，如西施、杨玉环等。

西施是我国有名的美女，她的身上因为能散发香气，所以被越国大夫范蠡选中，施展美人计，把她送给吴王夫差。吴王被西施所倾倒，特为她修了香水溪、采香径、百花洲、玩花池、碧进泉、美人宫等，每天在芬芳馥郁的气氛中与西施玩乐，连朝中之事也不顾了。10年之后被越王勾践所灭，自杀于姑苏城。

我国唐朝第六代皇帝玄宗，开元二十八年行幸温泉宫，遇一美姬，香气袭人，玄宗为之迷惑，占

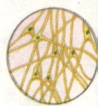

为己有，封为贵妃，此人便是杨贵妃。

玄宗为杨贵妃修了一浴池，放上香水，供贵妃洗浴。贵妃患有多汗症，出的汗可湿透香帕，玄宗感到她的汗都是香的，因此为她修了一座沉香亭。

香妃是清朝乾隆皇帝攻西域时，作为战利品带回北京的。香妃是新疆喀什人，因体有异香，一下子就迷住了乾隆皇帝，被封为容妃，恩宠不衰，在皇宫中度过了28个春秋。有人认为，香妃身上的香气，可能是她生于西域，吃牛羊肉较多，皮下脂肪分泌出一种特异气味。

国外的香女

在国外，香女其实也很多。布鲁塞尔一家美容中心曾邀请10个国家的妇女做了一项别出心裁的体味检测试验。首先让她们用特制的肥皂擦洗

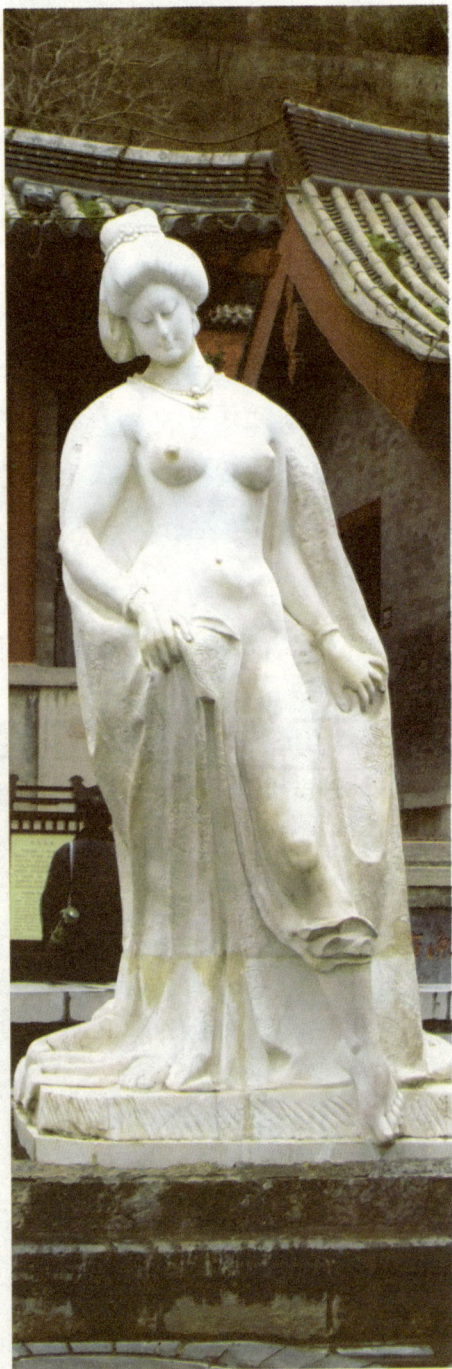

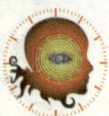

身体，然后让其运动出汗，再用有关仪器检测，结果发现这些妇女国家不同，香味也不尽相同。

例如，法国女性有酪香味，英国女性是藕香味，瑞典女性带木槿香味，德国女性散发出香木味，而美国女性则是藻香味等。

关于体香的来源，历来说法不一。有性香说，有丁酸酯香说，还有饮食习惯说。

专家解释香女之谜

湖北省武汉香女曾在武汉大学人民医院做过检查。专家发现，她身上散发出的气味类似檀香的香气，香气的来源认为是皮脂腺异常分泌。但在国外，关于体香的成因一直难以定论。

一种学说认为，香女的体香来源于她们体内蕴藏和释放出的"性香"。这种性香是女性体内雌二醇等与某些饮食中化学成分

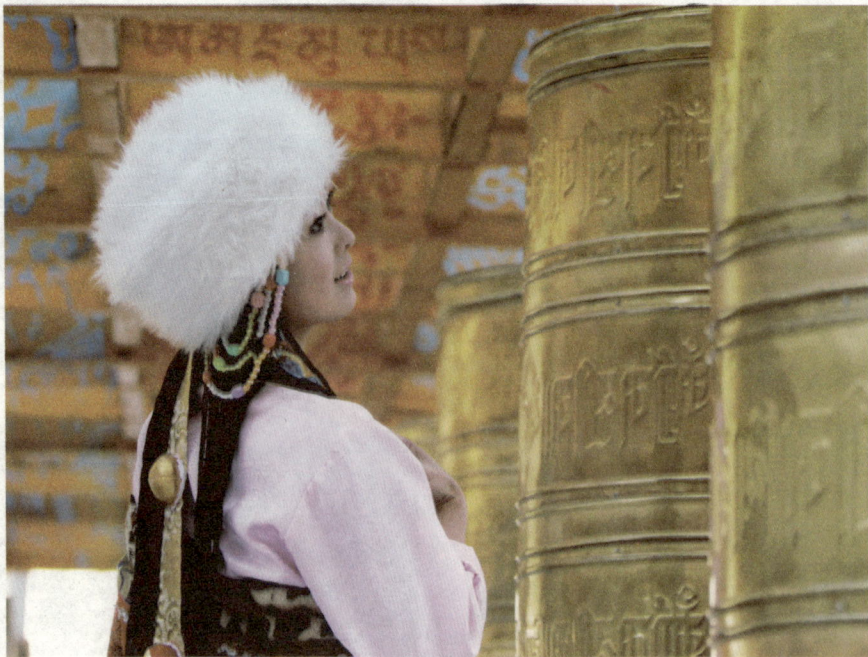

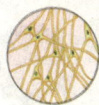

作用的结果，通常随着年龄增长而发生变化，到了青春发育阶段则更为浓郁诱人，异性感受最为明显。

另一种学说认为，人体分泌的汗液中有一种成分叫丁酸酯，丁酸酯存在于人体分泌的汗液中。汗液中存在这种物质多了会发出臭味，唯有其浓度适中，才是女性别具魅力的体香。

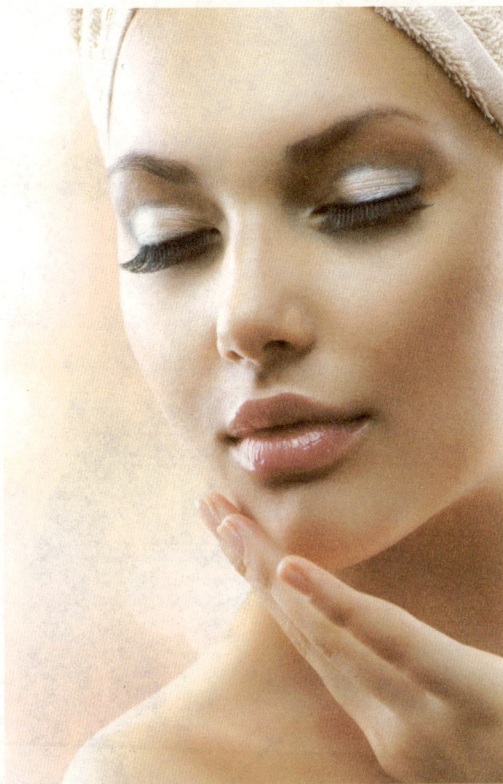

而比利时的一位专家对某些人种的饮食习惯与人体气味进行研究后发现，体香和饮食习惯有着不解之缘。这和我国古代人的认识不谋而合。

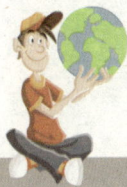

小知识大视野

有些动物能发放某种特殊的香味，借以吸引异性，或与同类进行联系。其中最典型的是麝，雄麝腹部有一腺体能分泌出麝香，储存于一个囊中，其他如灵猫也有类似的功能。

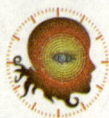

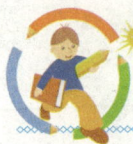

白痴为何具有天才

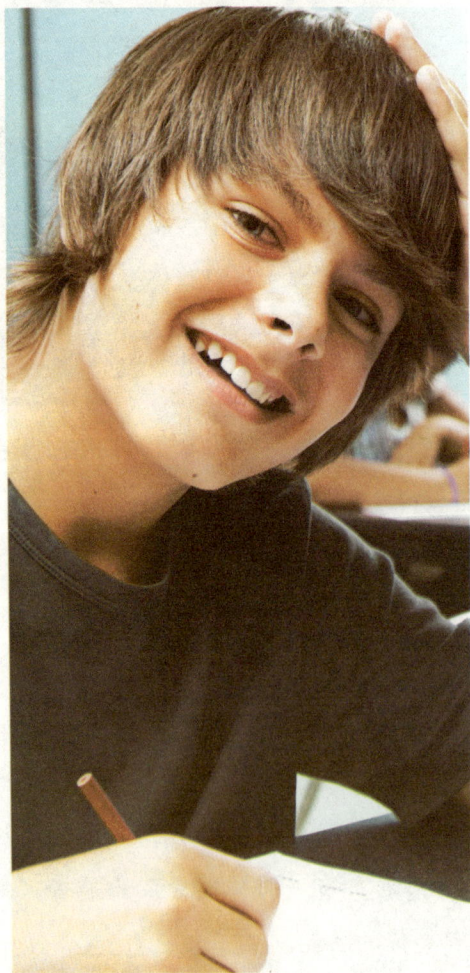

白痴天才

国外文献记载了这样一个白痴天才的病例。他在学校里学习成绩很坏，智商仅为50，正常人为90至110，然而他具有不同寻常的能力，几乎不假思索就能说出1880年至1950年间任何一天是星期几。他所喜爱的一项娱乐就是去问人们的生日，然后告诉对方去年和明年他们的生日是星期几。然而他却连辨别人们长幼的基本能力都没有。

他能正确地运算10个至12个两位数的加法，却不知道20比8大，甚至连数字的

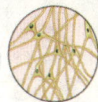

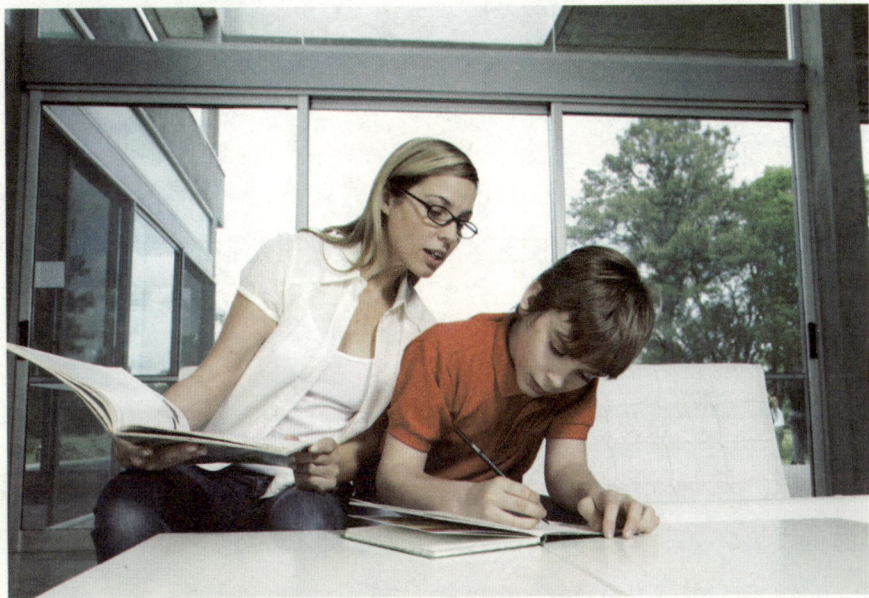

含义是什么都不懂。

查检字超人

我国也发现了一例女性白痴天才。患者降生数月后，即全身抽搐，其后半年又两次住院，病愈后动作迟缓，身体衰弱，4岁时才开始学说话。医生诊断她是低能儿。

12岁时她闭门不出，却对家里的几本字典爱不释手。整天翻看，于是查检字的能力日益增强，查字速度非常快。上海市精神病院研究所鉴定，她的智商为64，测量人类反应速度的反应时间为680毫秒，常人为200毫秒至230毫秒。

考核白痴天才分两次进行：第一次从实验登记册名单上挑选56个较常用的字，让她从《学生字典》中查找，只见她不翻字典，不到3分钟就一一注明这些字在字典上的页码，准确率达93%。第二次难度增加，从一本专业书上摘抄一段话，共68个字让

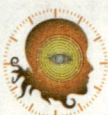

她查。尽管这段话中有好多字她不认识，但她还是用同样方法和速度查完了，准确率达75%，平均查每个字的时间只有3秒。

白痴天才之谜

到现在还是一个谜，有的学者认为，这是一种智力发展严重不平衡的结果。由于白痴天才在某些方面有超群的能力，对智力结构的其他方面产生了排斥性，压抑了其他智力的发展，导致了一种畸形的智力结构。

这种人的特殊才能的形成是由于脑内的一种强化机制的作用，其大脑神经系统存在着一种奖赏系统，它强化了某些智力方面的发展，如时期推算、音乐记忆等，却忽略了其他。

其本人对强化的行为感兴趣，就像抽烟、喝酒一样，而不断的强化就使白痴天才脑内形成了一种高度自动化的模块，就像计

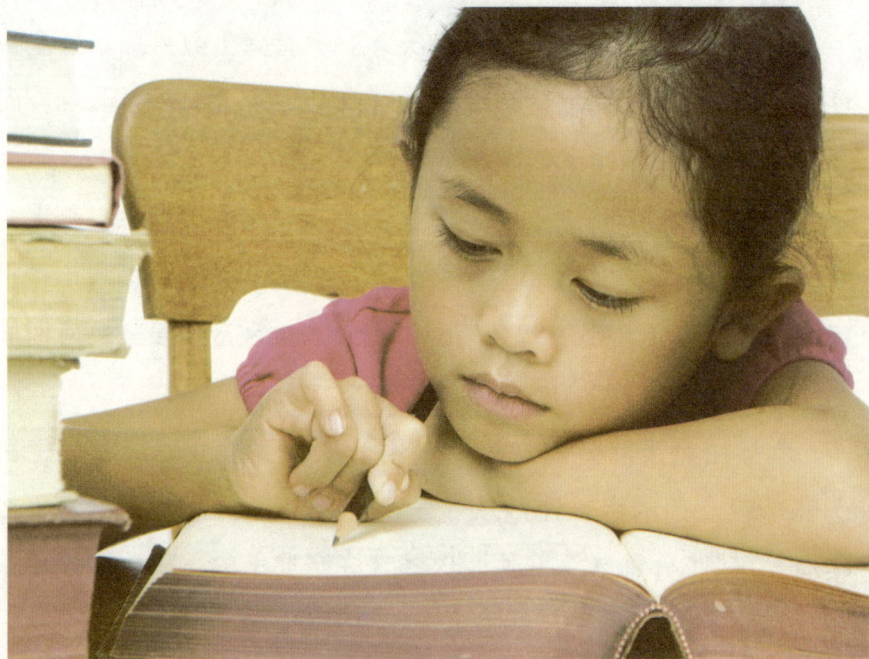

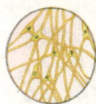

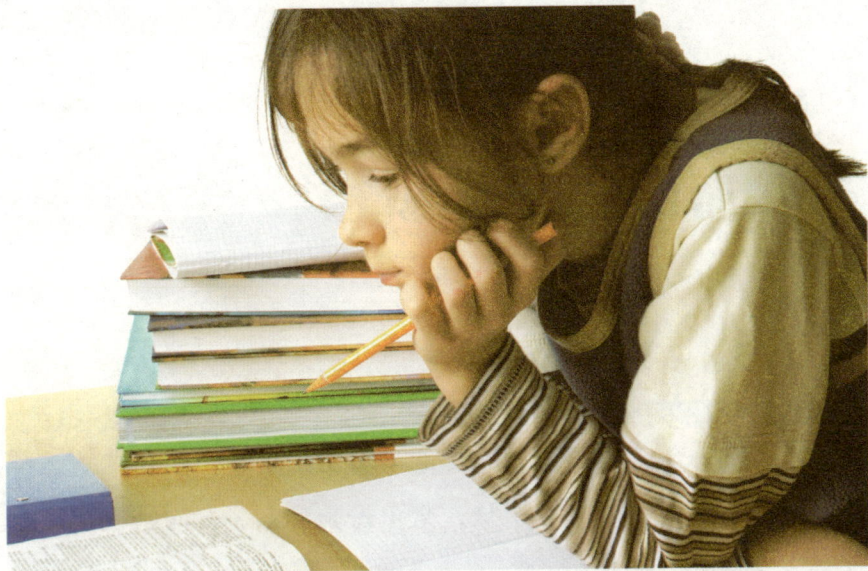

算机程序一样，通过不断强化，对此程序不断地扩充，最后形成了令人吃惊的特殊才能。流行病学调查报告认为，白痴天才的家属中也有超人的突出才能现象。有人认为，这种非同寻常的超常能力，与其说是智力开发的结果，还不如说与遗传因素有关。

尽管有这样或那样的解释，白痴天才之谜依然扑朔迷离，成了脑科学和心理学研究的热门课题。

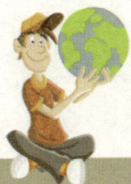

小知识大视野

白痴天才是指一些语言、思维、行为和情绪表达方面发展水平相当低下，然而在某些方面，比如日期推算、数字记忆、音乐绘画等一方面或几方面有着超人的才能的人。因此，白痴天才实际上既非白痴又非天才，只是在某一方面与两者有些相似罢了。

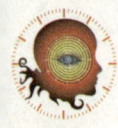

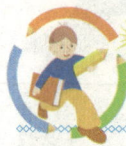

有趣的 "托梦"

病危中托梦的母亲

苏联有一个名叫加里娜的女青年出差到基辅，就在她到达基辅的第一个晚上就做了一个梦，梦见母亲病倒了，叫她快回家。当时这个女青年并没有在意。

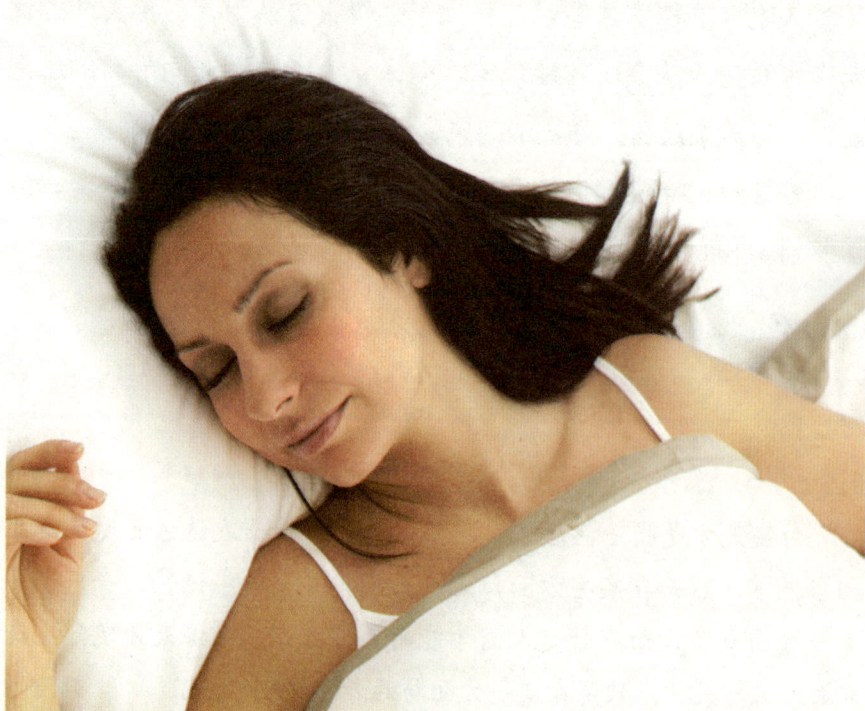

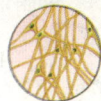

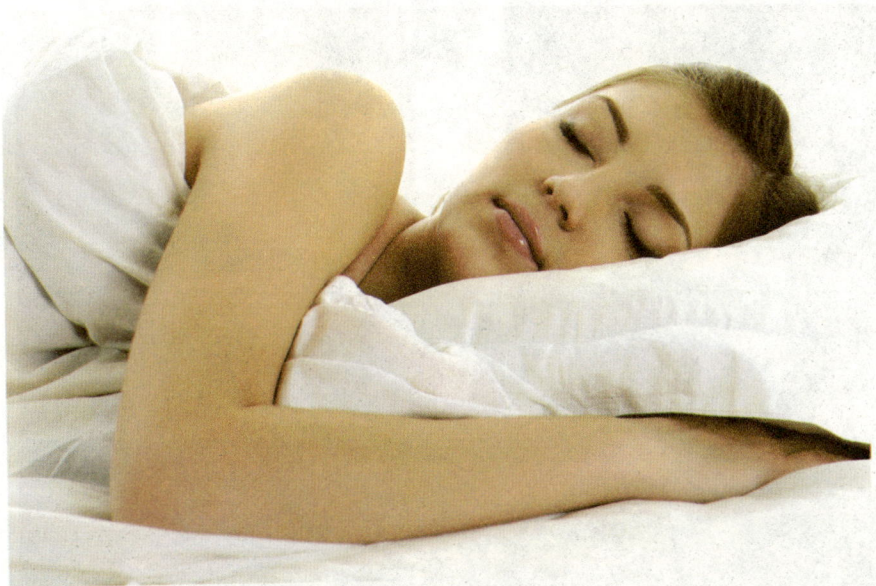

可第二天晚上，她又梦见大家在为母亲料理丧事。她感到吃惊，天一亮就赶到邮电局往家打电话询问。哥哥告诉她：母亲病重，速归！她连忙赶回去，终于在母亲病故前见了最后一面。

寻找失踪的爱人

在波兰的捷尔那克也发生过一段与梦有关的感人故事：当地的少女梅娜与青年斯塔尼·劳斯相爱着，由于第一次世界大战的爆发，将他们拆散。斯塔尼离开心爱的人上了战场，从此，梅娜便急切地盼着战争早日结束，以便与心爱之人喜结良缘。就在战争结束前的一个月，梅娜始终被一个噩梦所萦绕：斯塔尼在黑暗之中，被巨大的石块阻止在一个无法脱身的地方。他试图推开身边的巨石都没推开。他绝望的神情，深深留在梅娜的记忆中。

梅娜对这个梦感到奇怪，但又不知道为什么。到了第二年的夏天，梅娜依然在做男友的梦，在梦中她看见山上的城堡，城堡

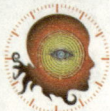

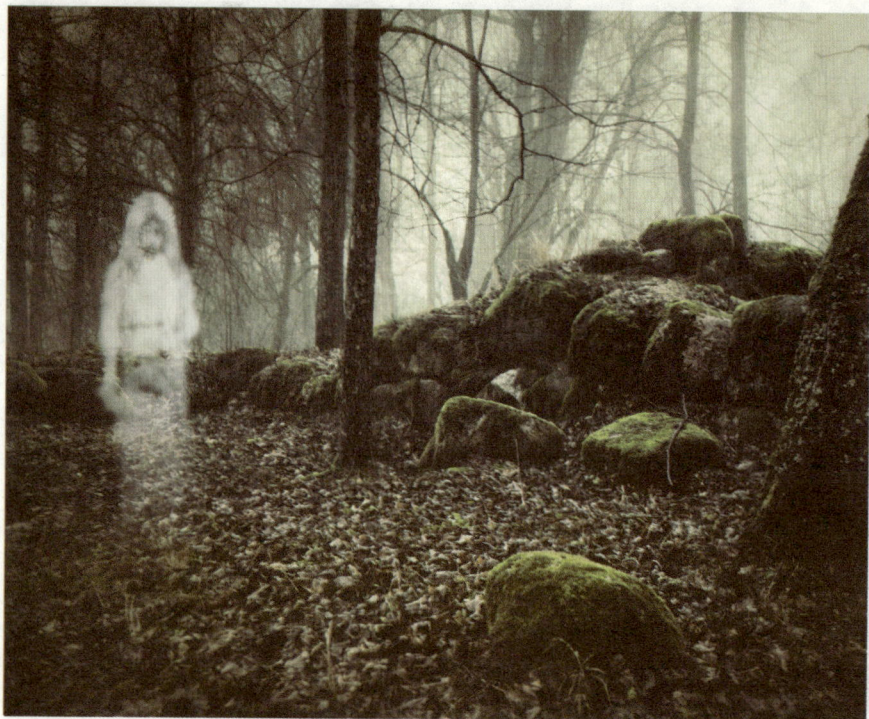

崩塌了一大片并把城堡的出口堵住。她还在梦中听见了斯塔尼的呼救声。而且这个梦天天在继续，最终使梅娜领悟到，她必须找到这个梦中的城堡，看看到底是什么事在干扰她。

梅娜踏上了寻找城堡的道路，然而她并不知道这个城堡在什么地方，只能盲目地在全国寻找。

1920年4月的一天，梅娜到达一个名为热窝台的小村庄外，在她眼前的山顶上出现了一个城堡，令她激动万分。她兴奋地大喊："我见过你，我在梦中无数次见过你！"

村民们对这个不速之客都感到奇怪，他们好奇地随着梅娜来到了城堡倒塌的地方。她求几个男人帮忙把倒塌的石块搬开。第一天什么也没找到。村民们听梅娜讲了梦中的事，虽然都认为有

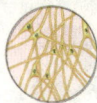

些好笑，但为了不伤害一个姑娘纯洁的心，第二天依然来帮她搬石头。就在干到快天黑时，忽然听见石头下有男人的呼救声，不由大吃一惊。他们很快将一个人从洞口里弄了出来。那人正是梅娜的男友斯塔尼！

梅娜为何做这个梦的？她又是如何知道这个从来没见过的城堡的呢？此事让人感到有些离奇，但又无法否定它的真实性。因此，我们只能说：梦，太神奇了！

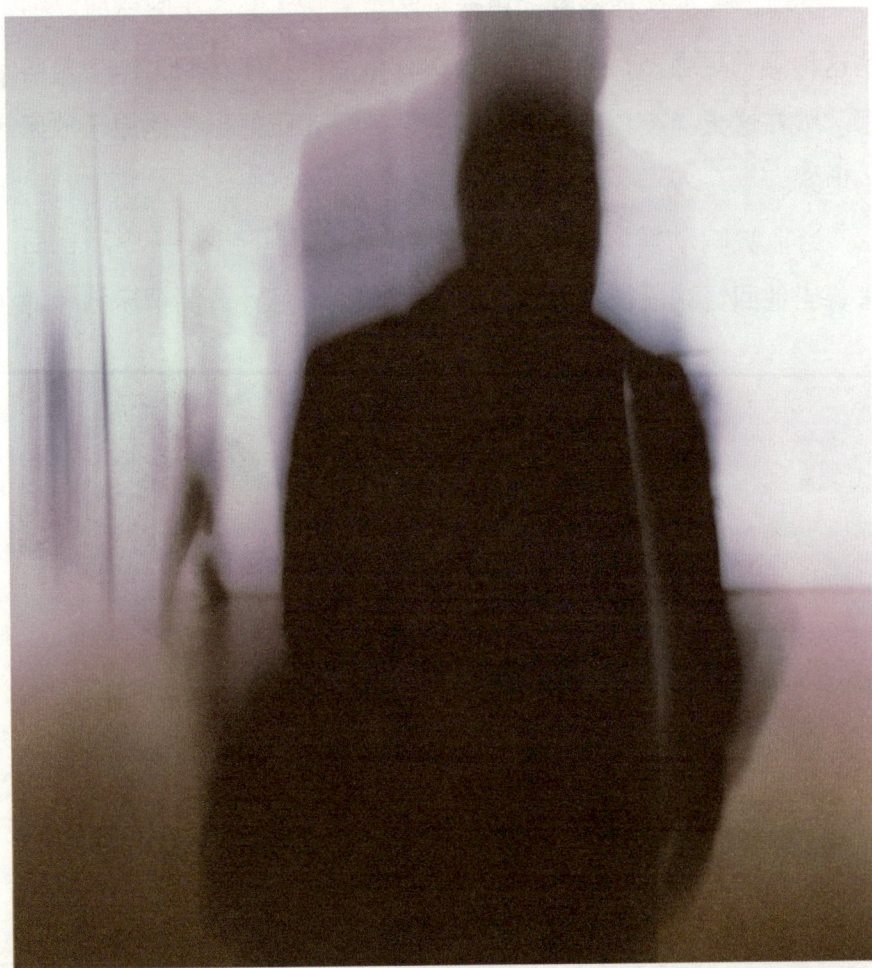

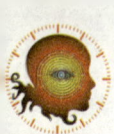

能化险为夷的梦

另外，还有的人在做梦时，感到危险的临近，正是由于他做好了应急的准备，才使得自己化险为夷。

在苏联的伏尔加流域的城市中还流传着一件怪事：有一个人进城办事，他所带钱款不多，只好住进一家便宜的旅馆中。他住在一个单间里，晚上睡觉时，总是做噩梦，闹得他心烦意乱，身上总感到特别别扭，也不知为什么。

这样，他被这种倒霉的思绪折腾了一天。第二天睡觉时，他的这种感觉更强烈，他考虑了很久，最后他把床移到另一个角落里。就在这天半夜，屋子的房梁突然断了，正好砸在他原来放床的地方。

当他被响动震醒后，一见此情，不由得吓出一身冷汗！后来，当他回忆这段往事时，他自己也弄不清为什么要把床移个地

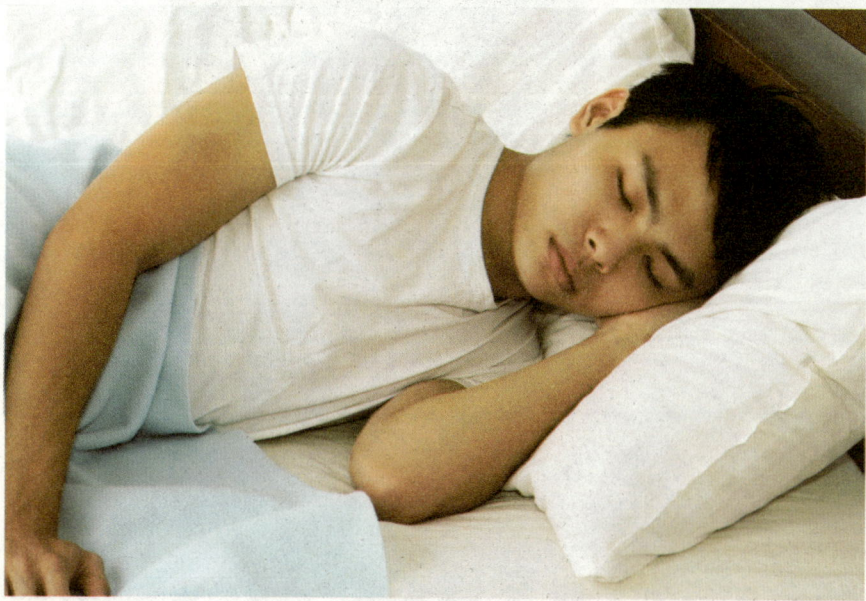

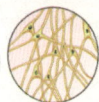

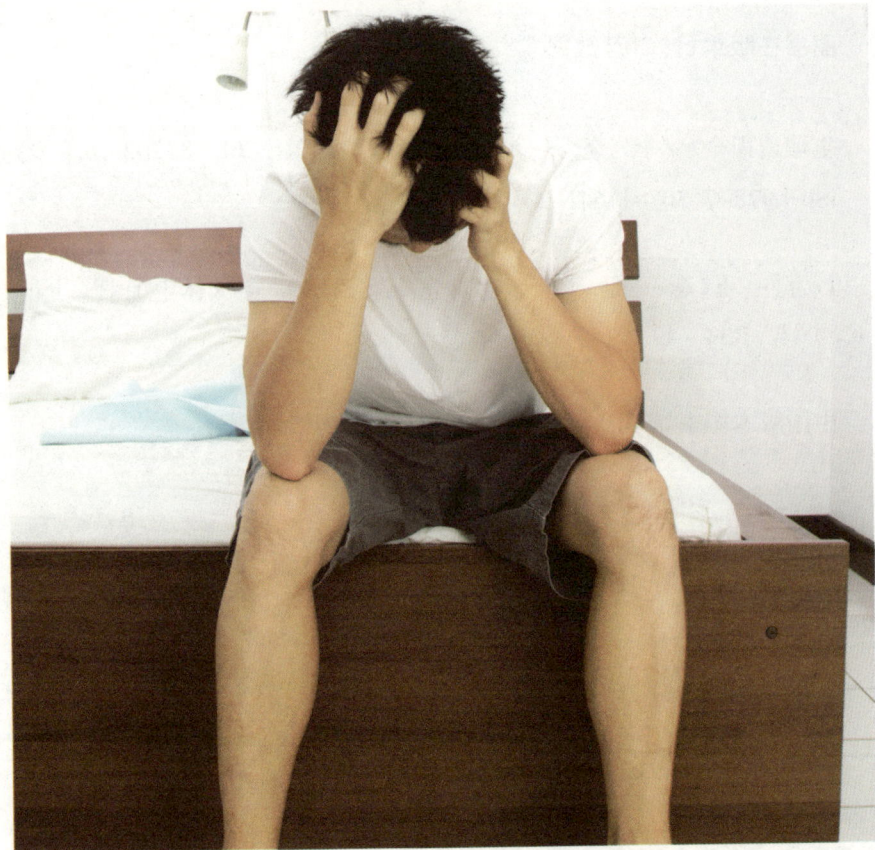

方。反正搬床之后，他心里就立刻感到舒服许多。但至今人们还没有科学地解释这件事的因果关系。

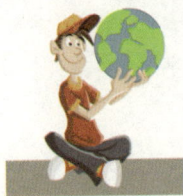

小知识大视野

有关托梦的事件屡见不鲜，但不能把它说成迷信，因为它存在着一定的科学道理，不过在科学上还无法解释清楚这一现象。梦的内容是丰富多彩的，也是充满奇异现象的。

图书在版编目(CIP)数据

生理透视全解/李岩著. —武汉:武汉大学出版社,2013.8(2023.6重印)
ISBN 978-7-307-11641-2

Ⅰ.生… Ⅱ.李… Ⅲ.①人体生理学–青年读物 ②人体生理学–少年读物 Ⅳ.R33–49

中国版本图书馆 CIP 数据核字(2013)第 210492 号

责任编辑:刘延姣 责任校对:马 良 版式设计:大华文苑

出版发行:**武汉大学出版社** (430072 武昌 珞珈山)
　　　　　(电子邮箱:cbs22@ whu. edu. cn 网址:www. wdp. com. cn)
印刷:三河市燕春印务有限公司
开本:710×1000 1/16 印张:10 字数:156 千字
版次:2013 年 9 月第 1 版 2023 年 6 月第 3 次印刷
ISBN 978-7-307-11641-2 定价:48.00 元